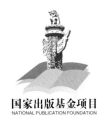
消化系统疾病 X 线 /CT 图文详解丛书

总主编　滕皋军　高剑波

食管病例图鉴

主编　杜　勇　岳松伟

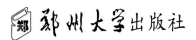

郑州大学出版社

图书在版编目（CIP）数据

食管病例图鉴／杜勇，岳松伟主编. -- 郑州：郑州大学出版社，2024.1
（消化系统疾病X线/CT图文详解丛书／滕皋军，高剑波总主编）
ISBN 978-7-5773-0189-1

Ⅰ. ①食… Ⅱ. ①杜…②岳… Ⅲ. ①食管疾病 - 影像诊断 Ⅳ. ①R571.04

中国国家版本馆CIP数据核字(2024)第009285号

食管病例图鉴
SHIGUAN BINGLI TUJIAN

项目负责人	孙保营　李海涛		封面设计	苏永生
策 划 编 辑	陈文静		版式设计	苏永生
责 任 编 辑	张彦勤		责任监制	李瑞卿
责 任 校 对	薛　晗			

出版发行	郑州大学出版社		地　　址	郑州市大学路40号(450052)
出 版 人	孙保营		网　　址	http://www.zzup.cn
经　　销	全国新华书店		发行电话	0371-66966070
印　　刷	河南瑞之光印刷股份有限公司			
开　　本	889 mm×1 194 mm　1／16			
印　　张	13.5		字　　数	347千字
版　　次	2024年1月第1版		印　　次	2024年1月第1次印刷

书　　号	ISBN 978-7-5773-0189-1		定　　价	121.00元

本书如有印装质量问题，请与本社联系调换。

序言

2021年国务院办公厅印发的《关于推动公立医院高质量发展的意见》提出要以满足重大疾病临床需求为导向建设临床专科,重点发展影像等临床专科,以专科发展带动诊疗能力和水平提升。精准医疗,影像先行,随着医学影像技术的突飞猛进,影像学检查已超越单纯基于解剖、形态和结构的疾病诊断,转向包含病灶功能、代谢、微环境和分子生物学特征等在内的综合影像评价。医学影像可以提供多方位的诊断角度、诊断方式,对临床疾病起到诊断、鉴别和治疗的作用。随着社会发展、环境变迁及人们生活方式的变化,消化系统疾病的发病率居高不下,X线/CT等影像技术已成为消化系统疾病早期筛查、早期精准诊断、临床治疗决策、疗效及预后评估的有力工具和核心支撑技术。鉴于X线/CT等影像技术在消化系统疾病的应用日益重要,应大力促进中国特色消化系统疾病X线/CT学科体系建设与发展。学科体系的构建是一个逐渐完善的过程,其中教材体系的建设能够为学生及医学影像从业人员提供学习材料,为学科的发展提供支持和保障。

近年来,医学影像学教材与专著出版盛行,多聚焦疾病CT征象,但是鲜有以临床病例为启发点,提供丰富影像学信息与其他临床资料的图谱类书籍。此外,目前我国尚缺少全面、系统介绍消化系统疾病X线/CT诊断的医学专著。为此,我们组织国内医学影像学专家教授编写了"消化系统疾病X线/CT图文详解丛书",以期对从事与涉足消化系统疾病X线/CT诊断相关专业人员进行全方位的宏观与微观指导,使其熟悉和掌握在这个领域应如何完成消化系统疾病X线/CT临床工作,更好地为患者提供个性化服务。

本丛书有如下几个鲜明特点:首先,丛书图文兼并、科学实用,作者都是多年从事医学影像专业的专家,技术精湛,临床经验丰富,保证了本书的编写质量,值得各层次人员阅读。其次,医学影像学的不断发展有赖于影像学图像采集新技术和图像数据挖掘新方法的涌现,丛书向读者提供了能谱CT、光谱CT等影像诊断新技术内容,不仅有助于消化系统疾病X线/CT诊断相关专业人员掌握学科先进技术与理念,还将持续推动影像学在消化系统疾病中的应用模式创新,为消化系统疾病的诊治提供新的契机。再次,以消化系统疾病患者病历资料为切入点,多数病历呈现了患者CT、MRI等图像,多种影像技术具有不同的临床优势,这有助于医学影像专业人士融合应用各种影像技术,拓宽视野,形成综合临床思维。最后,丛书对开启我国消化系统疾病X线/CT医学教育、临床培训和研究的新局面能起到引领与推动作用,并具有重大社会价值、理论价值和实践指导意义。

理论是行动的指南，编著和出版本丛书正是建设与发展中国特色消化系统疾病 X 线/CT 诊断学科体系的迫切需要。本丛书是 2023 年度国家出版基金资助项目，这是国家对丛书权威性、出版意义等方面的肯定。在此，向参加本丛书编写的各位专家表示由衷的感谢，希望"消化系统疾病 X 线/CT 图文详解丛书"的出版能够满足人民群众对医疗保健和健康管理的需求，为人民生命健康保驾护航，打造"健康中国"。

2023 年 8 月

作者名单

总 主 编　滕皋军　高剑波

本册主编　杜　勇　岳松伟

副 主 编　丁昌懋　杨志浩　刘　杰
　　　　　周　悦　王　博

编　　委（以姓氏笔画为序）
　　　　　丁昌懋　王　博　王　慧
　　　　　任丽臣　刘　杰　刘娜娜
　　　　　杜　勇　杨志浩　肖晓燕
　　　　　吴　艳　张容铭　岳松伟
　　　　　周　悦　梁晓雪　韩懿静
　　　　　詹鹏超

前 言 ▶▶▶

随着计算机技术和医学影像技术的不断发展,医学影像诊断技术和设备也在不断进步,为医生提供了更加准确的诊断结果和治疗方案。其中,计算机体层扫描(CT)被誉为医学影像诊断学的一项革命性技术。特别是具备多参数功能的高端和超高端CT,不仅可以显示食管的形态学信息,还能提供更多的功能学信息,极大地拓展了CT的临床应用范围,从而为临床医生提供精确的诊断信息,指导诊疗决策和评估疾病预后。CT已成为临床中不可或缺的检查技术之一。CT诊断依赖于图像并结合临床资料和其他影像学表现等信息进行综合分析,以进行客观的诊断和鉴别诊断。因此,年轻的放射科医师需要熟悉CT影像诊断学的基本理论和技巧。然而,CT图像的多样性使得阅读和解释CT图像变得更加困难,病变的"同病异影、异病同影"的影像表现增加了年轻医师的诊断难度,导致他们在诊断时缺乏信心且准确性不高。此外,随着医学影像技术的不断革新,许多年轻医师对于能谱CT、光谱CT等各种影像诊断新技术在食管疾病中的价值和应用潜力了解不足。

为了提高放射科医师在消化系统食管疾病的诊断与鉴别诊断能力,我们在郑州大学出版社的大力支持下,邀请了国内医学影像领域的专家编写了本书。编写过程中,我们参考了国内外的文献和相关书籍,并结合郑州大学第一附属医院放射科和川北医学院附属医院放射科的经验和优势。

与以往仅仅列举CT影像的疾病图谱类专著或仅以阐述疾病CT征象为主的专著不同,本书从基础解剖、经典病例影像、罕少见病例影像及CT新技术应用4个方面对食管疾病进行了系统、全面的影像学阐述。通过多个病例的图像分析方式,展示了食管病例及与食管相关的新技术在影像学上的表现和特点。每个病例以CT图像为主,并结合其他临床资料和影像学信息,构建了食管疾病影像诊断思路,总结了疾病的诊断和鉴别诊断要点。此外,我们还列举了医学影像新技术如能谱、光谱等在食管疾病诊断方面的典型病例。本书图文并茂,病例丰富,可为医学影像专业人士和相关临床专业人员提供参考,帮助他们熟练掌握食管疾病诊断要点和方法,熟悉影像诊断新技术,并加强理论与实践的结合。

感谢所有编委和编写团队的辛勤付出,感谢郑州大学出版社提供的具体指导和支持,以及在本书的撰写、插图、编辑和出版过程中给予帮助的所有人员。由于编者的水平和经验有限,本书可能存在一些疏漏之处。我们真诚希望广大读者和同行专家能够批评指正,以便在后续的完善中不断提升本书的质量。

编 者

2023 年 8 月

目 录 ▶▶▶

罕少见病例篇

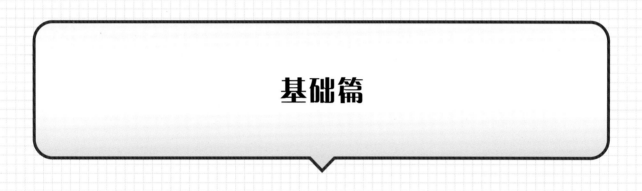

基础篇

第一章 食管解剖与影像学表现

一、食管正常解剖

食管是消化管道的一部分,为扁圆形肌性管道,全长约25 cm,连接下咽部与胃。上端约起于第6颈椎下缘或环状软骨下缘水平,向下沿脊柱前下降,经胸廓上口入胸腔,穿过膈肌的食管裂孔进入腹腔,下端在第11胸椎水平续于胃贲门(图1-1)。

食管可分为颈、胸、腹(亦即上、中、下)3段。颈段长约5 cm,上起自环状软骨下缘水平,下至胸骨颈静脉切迹水平;胸段长18~20 cm,上起自胸骨颈静脉切迹水平接食管颈段,下至膈肌食管裂孔;腹段最短,仅1~3 cm,上起自食管裂孔接胸段,下至第11胸椎水平接胃贲门,与肝左叶后缘相邻。

食管有三处生理性狭窄(图1-2)。第一狭窄位于食管的起始部,即咽与食管的交接处,相当于环状软骨和第6颈椎体下缘,由环咽肌和环状软骨所围成,距离中切牙约15 cm。第二狭窄位于食管入口以下约7 cm处,相当于胸骨角或第4、5胸椎间隙水平,距离中切牙约25 cm。第三狭窄位于食管通过膈肌食管裂孔处。该裂孔由右向左呈向上斜位,距离中切牙约40 cm。这三处生理性狭窄,尤其是第二、三处狭窄为食管疾病的好发部位。

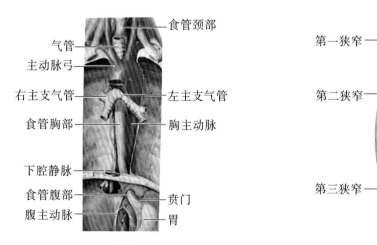

图1-1 食管解剖示意　　　　图1-2 食管的三处生理性狭窄

二、食管正常影像学表现

(一)X线造影表现

1. 食管形态及黏膜皱襞　吞钡剂后呈管状,黏膜皱襞表现为数条纵行、相互平行、连续的纤细条纹状影,与胃小弯处黏膜皱襞连续。

2. 食管的蠕动　呈不断向下推动的环形收缩波,其中第一蠕动波由下咽动作激发,第二蠕动波始于主动脉弓水平,由食物刺激食管壁引起。

3. 第三收缩波　多见于老年人或食管贲门失弛缓症患者,表现为食管下段波浪状或锯齿状边缘。

4. 膈壶腹　表现为膈上 4~5 cm 长的食管一过性扩张,属正常现象。

5. 生理性狭窄　分别为食管入口处狭窄、主动脉弓压迹、左主支气管压迹及横膈食管裂孔部狭窄。

（二）CT 表现

食管为圆形或椭圆形软组织影,位于胸椎及胸主动脉前方及气管、气管隆嵴、左主支气管和左心房后方。

（三）超声表现

食管腔内超声检查时,声束与食管长轴垂直,因此显示为食管壁及其周围结构的横断面图像。正常食管壁在腔内超声检查时可显示出 3~5 层不同回声强度的结构。经腹超声检查时,胎儿食管表现为 2 条或 4 条平行强回声带,分别为食管的前壁和后壁。有时,食管腔内充满液体可表现为细小的管状回声。食管造影正位图像示食管壁光整,对比剂通过贲门顺利(图 1-3A);食管造影双斜位图像示食管黏膜光滑,管壁柔软(图 1-3B、C)。

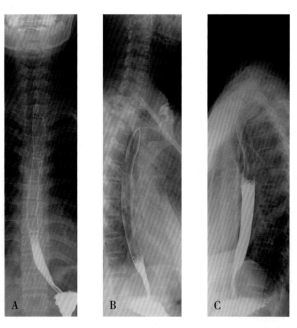

A. 正位黏膜相图像;B. 右前斜位黏膜相图像;C. 左前斜位充盈相图像

图 1-3　食管造影正常超声表现

参考文献

[1] 丁文龙,刘学政. 系统解剖学[M]. 9 版. 北京:人民卫生出版社,2018.

[2] 李文华. 食管影像学[M]. 2 版. 北京:人民卫生出版社,2013.

[3] 郭启勇. 实用放射学[M]. 4 版. 北京:人民卫生出版社,2020.

经典病例篇

第二章　食管先天性疾病

第一节　先天性食管闭锁及食管气管瘘

病例 1　男,出生后 1 d。代主诉:出生后吐沫,痰鸣 15 h。经鼻饲管 X 线碘剂造影正位图像示食管胸上段局部呈盲端表现(图 2-1A 箭头所示),食管中下段未见显示,所见食管上段管腔稍扩张;患儿术后 X 线碘剂造影正位图像示食管胸中上段吻合口较窄,内可见留置管穿行(图 2-1B 箭头所示),对比剂(也称造影剂)通过吻合口缓慢,食管中下段可见充盈,部分对比剂进入胃内。

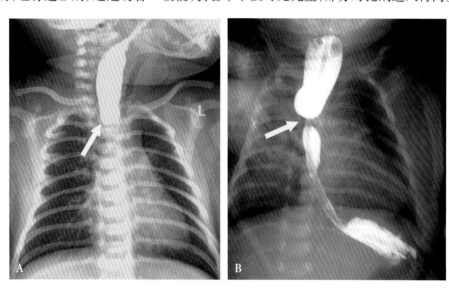

A.术前正位充盈相图像;B.术后正位充盈相图像

图 2-1　先天性食管闭锁 X 线碘剂造影表现(病例 1)

诊断思路

出生仅 1 d 男性新生儿,以"出生后吐沫,痰鸣 15 h"为代主诉入院,发现鼻饲管置入困难后,经鼻饲管行 X 线碘剂造影可见食管上段局部呈盲端表现,食管中下段未见显示。结合患儿的临床表现及典型影像征象,诊断为先天性食管闭锁。术后复查食管 X 线碘剂造影示食管吻合口狭窄,对比剂通过吻合口缓慢,食管中下段及胃内可见对比剂充盈。

病例2　女,出生后4 d。代主诉:进食困难并呛咳、呼吸困难4 d。食管X线碘剂造影正位图像示食管上段明显扩张呈囊袋状,扩张食管远端呈盲端表现,食管中下段未见显示。未见对比剂溢出食管上段轮廓外,大量对比剂误咽入气管内(图2-2A)。食管X线碘剂造影侧位图像示扩张食管上段轮廓尚光滑,未见对比剂溢出表现,误咽入气管内对比剂进入左右支气管及其分支内(图2-2B)。

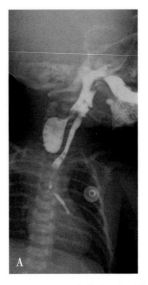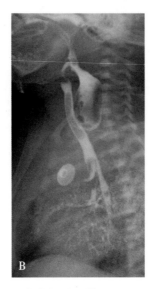

A. 右侧位充盈相图像;B. 左侧位充盈相图像

图2-2　先天性食管闭锁X线碘剂造影表现(病例2)

诊断思路

出生后4 d新生儿以"进食困难并呛咳、呼吸困难4 d"为代主诉入院,X线碘剂造影检查可见食管上段明显扩张,扩张食管远端闭锁,食管中下段未见显示。大量对比剂误咽入气管内引起呛咳,致使支气管及其分支显影。结合患儿病史及典型影像学表现,诊断为先天性食管闭锁,合并吸入性肺炎可能。

病例3　男,出生后1 d。代主诉:吐奶伴肛门闭锁1 d。食管X线碘剂造影正位图像示食管上段明显扩张,对比剂潴留,扩张食管远端闭锁,中下段食管未见显影。部分对比剂误咽入气管内,可见气管、支气管及其分支显影(图2-3)。

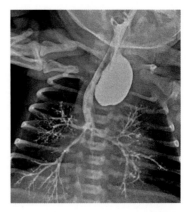

图2-3　先天性食管闭锁X线碘剂造影表现(正位充盈相图像)

诊断思路

出生仅 1 d 新生儿以"吐奶伴肛门闭锁 1 d"为代主诉入院。食管 X 线碘剂造影图像可见食管上段闭锁典型表现,合并对比剂误咽入气管,结合患者病史及典型影像学征象,诊断为先天性食管闭锁,合并吸入性肺炎可能。

病例 4 女,10 个月。代主诉:出生后进食呛咳 10 个月。体格检查:双肺呼吸音粗。术前食管 X 线碘剂造影图像示:食管中下段交界区管腔较窄;食管上段与气管间可见内瘘形成(图 2-4A 箭头所示),瘘管宽约 2.5 mm,长约 5.6 mm;对比剂进入气管后勾画出气管及左右支气管轮廓;两肺纹理增粗模糊。术后食管 X 射线碘剂造影图像示:食管上段与气管间瘘管未见显示,局部食管壁欠光整,未见对比剂溢出至食管轮廓外;食管中下段交界处管腔较窄(图 2-4B 箭头所示)。

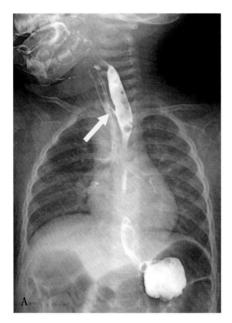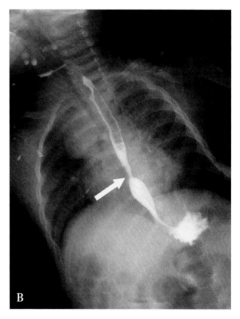

A. 术前正位充盈相图像;B. 术后正位充盈相图像

图 2-4 先天性食管气管瘘 X 线碘剂造影表现

诊断思路

患儿以"出生后进食呛咳 10 个月"为代主诉入院,体格检查发现其双肺呼吸音粗。X 线碘剂造影图像示食管上段与气管之间瘘管形成的典型征象,食管中下段交界区轮廓欠规则,管腔较窄,两肺纹理增粗模糊。结合患儿病史及典型影像学表现,诊断为先天性食管闭锁(Ⅴ型)合并食管气管瘘及吸入性肺炎。

在胚胎发育的第 3~6 周,原始食管发育过程中,如某一部分未出现空泡或空泡不融合则会造成食管闭锁。食管和气管由前肠衍变而成,在前肠分隔过程中,如两条纵沟在某处不会合,或分隔延迟,而气管伸长过快,都会形成食管与气管之间的瘘管。食管闭锁和食管气管瘘可以同时存在,也可以单独发生。

食管闭锁和食管气管瘘可分为 5 型。①Ⅰ型:食管近端及远端均闭锁,无食管气管瘘。②Ⅱ型:食管近端有瘘与气管相通,食管远端呈盲端。③Ⅲ型:食管近端闭锁呈盲端,食管远端有瘘与气管相通。其中食管上段为盲管,下段与气管相通,相通点一般在气管分叉或其稍上方。食管两盲端间距离超过 2 cm 者为Ⅲa,距离不超过 2 cm 者为Ⅲb。④Ⅳ型:食管近端与远端均与气管相通。⑤Ⅴ型:食管腔尚通畅,无闭锁,但食管前壁与气管后壁相通,形成食管气管瘘,瘘口的位置一般较高。

【影像学表现】

1. X 线表现

(1)胸腹部摄片:正位片上纵隔可见充气扩张的食管盲端呈囊袋状透亮影;侧位片示囊袋状透亮影将气管向前推移;两肺可伴吸入性肺炎。若腹部胃肠道正常充气则提示食管闭锁伴食管气管瘘;胃肠道无气提示单纯食管闭锁。

(2)X 线造影检查:是明确本病的主要手段,经鼻孔或口腔插入胃管,正常情况下可顺利进入胃内。当食管闭锁时,插管 8~12 cm 即受阻,或导管屡次从口腔翻出,经导管注入适量对比剂即可显示食管上段的盲端。观察食管下端与气管的瘘口位置,常需采用头低足高位及左后斜位摄片,此时对比剂会反流至口咽部入气管,从而影响观察,流入肺内也会引起不良后果。所以食管造影时,要严格掌握对比剂的浓度,控制用量,达到检查目的后及时将食管内对比剂抽出,防止发生意外。

2. CT 表现　CT 诊断食管闭锁和食管气管瘘具有一定的价值,不仅能清晰显示上、下段食管及食管气管瘘,还能得到食管闭锁的两个盲端之间的距离,明确是否伴随肺部炎症。

【鉴别诊断】

1. 神经性吞咽困难　新生儿吞咽功能发育尚不完善,个别情况下,可能出现对比剂误咽入气管内,形成与先天食管气管瘘相似的影像学表现。但单纯对比剂误咽一般自会厌水平进入气管,而且不伴随食管闭锁等先天发育畸形,通过置入胃管及 X 线造影检查可以排除。

2. 胃食管反流　症状为患儿吞咽食物一段时间后再出现呕吐,而食管闭锁的患儿根本无法进食。

3. 喉气管食管裂　是很罕见的先天性畸形,常需通过食管造影、纤维支气管镜进行鉴别诊断。

4. 食管憩室　食管憩室表现为突出于食管轮廓外的对比剂滞留,但食管憩室内可见正常黏膜结构进入,壁较光滑,气管及支气管不会显示。

第二节　先天性食管囊肿

　　病例　男,18 岁,主诉:体检发现食管占位 2 d。横断位 CT 平扫图像示食管中上段走行区类圆形稍低密度影,边缘光滑(图 2-5A 箭头所示)无钙化,CT 值约 35 Hu;横断位静脉期 CT 图像示肿块未见明显强化,CT 值约 36 Hu,边缘显示更加清晰(图 2-5B);冠状位静脉期 CT 图像示肿块仍未见强化,与左心房分界清晰(图 2-5C)。病理图像见图 2-5D。

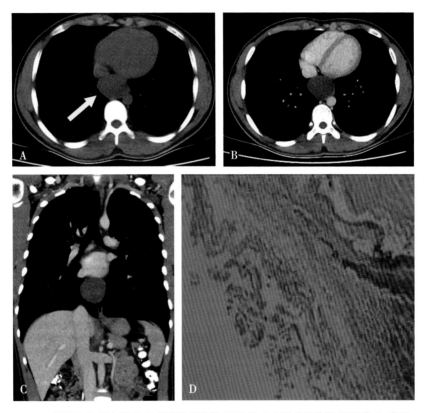

　　A.横断位 CT 平扫图像;B.横断位静脉期 CT 图像;C.冠状位静脉期 CT 图像;D.病理图像

图 2-5　先天性食管囊肿的 CT 及病理表现

诊断思路

　　18 岁男性,体检发现食管占位,无消化道症状,体格检查无特殊。CT 平扫图像示脊柱前方食管中下段走行区类圆形稍低密度影,边界清晰,CT 值约 35 Hu,增强后 CT 值为 36 Hu,提示病变无强化,考虑囊性占位。结合患者病史及影像学表现,提示为后纵隔良性病变,术后病理诊断为食管囊肿。

食管囊肿属肠源性囊肿,多发于男性儿童及青少年,成人少见,多为下呼吸道及胃形成时原肠发育异常导致,可合并其他先天性畸形,例如食管气管瘘、脊柱畸形等。其临床症状依囊肿大小和部位不同而不同。较小时可无症状,多于体检时发现;病变较大或合并感染时最常见症状为胸痛和吞咽困难,且多在食入干硬食物时明显。食管囊肿可生长在食管壁内或食管旁,发生于食管壁内者,体积常较小,临床症状出现比较早;生长在食管旁者临床表现多不明显,体积可以较大。食管囊肿的主要诊断方法为胸部影像学检查和内窥镜检查,最终需要病理确诊。

【影像学表现】

1. X 线表现　食管囊肿均为单发密度均匀的中后纵隔肿块影,大多向右侧肺野突出,这可能和前肠发育时向右旋转及左侧有降主动脉阻挡有关。个别病例可出现蛋壳样钙化,其好发部位是在气管隆嵴附近;另有极少数病例可能出现气液平。

X 线造影检查时,食管壁内型囊肿表现为局限性充盈缺损影。其上、下缘常呈缓行的斜坡状而非呈锐角,可与食管平滑肌瘤做鉴别诊断,黏膜光滑无破坏,管壁蠕动存在。绝大多数囊肿和食管腔不相通。囊肿生长在食管旁时,根据其大小不同,表现为邻近食管壁不同程度的外压改变。

2. CT 表现　中后纵隔内边界清楚的均质囊性病变,如果囊肿内液体含有较多的蛋白质成分,则 CT 值较高;增强扫描无强化,边缘清晰。

3. 超声表现　病灶表现为邻近食管的低回声结构,伴后壁增强效应。

4. MRI 表现　一般呈长 T_1、长 T_2 信号,无强化,不存在弥散受限。

【鉴别诊断】

1. 支气管囊肿　先天性食管囊肿特别要注意和支气管囊肿鉴别。一般来说,食管囊肿较支气管囊肿体积大,且位于气管隆嵴的偏后上方。支气管囊肿较小,多呈圆形。多位于气管隆嵴下方。

2. 食管憩室及纵隔脓肿　食管囊肿内含气液平时,需要与食管憩室及纵隔脓肿鉴别。食管憩室好发于食入入口处及食管中下段,体积一般较小,内部含气体较多,液体较少见。纵隔脓肿一般有明显的临床症状,且病变轮廓欠清晰,增强后边缘可见强化。

3. 其他纵隔肿瘤　其他中后纵隔肿瘤多为实性,部分边界清晰,但大部分伴随不同程度强化。病变不典型时,可以进一步行 MRI 检查。

第三节　先天性大血管畸形造成食管压迫、狭窄

病例 1　男,47 岁,主诉:间断咳嗽 1 周。横断位动脉期 CT 图像示左侧及右侧主动脉弓内对比剂充填均匀,右侧主动脉弓较左侧粗(图 2-6A、B)。增强扫描后主动脉及其分支的 VR 图像示双侧

主动脉弓畸形,左侧主动脉弓发出左颈总动脉及左锁骨下动脉;右侧主动脉弓发出右颈总动脉及右锁骨下动脉(图2-6C)。MIP图像示双侧主动脉弓连接形成血管环包绕食管上段及气管,食管上段受压向前移位(图2-6D)。

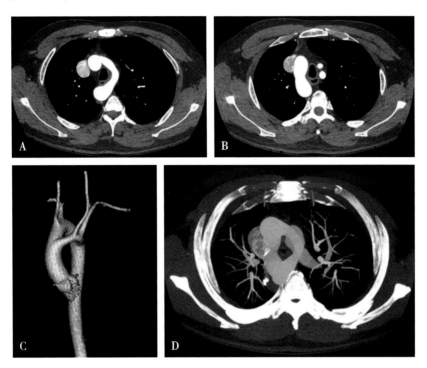

A、B.横断位动脉期CT图像;C.VR图像;D.MIP图像

图2-6　双主动脉弓所致食管压迫CT表现(病例1)

诊断思路

　　47岁男性,以"间断咳嗽1周"为主诉入院,体格检查未见明显异常;胸部CT图像示主动脉弓呈双弓改变,左侧细右侧粗,左侧颈总动脉及锁骨下动脉起源于左侧主动脉弓,右侧颈总动脉及右侧锁骨下动脉起源于右侧主动脉弓,双主动脉弓形成的血管环包绕气管及食管上段,食管上段受压向前移位。影像学的典型表现可以提示双主动脉弓的诊断。

　　病例2　男,30岁,主诉:体检发现纵隔增宽3 d。横断位动脉期CT图像示升主动脉远端发出左右两个主动脉弓,右侧较左侧粗;双主动弓包绕气管及食管上段,食管上段受压向右前移位(图2-7A～C)。矢状位动脉期CT图像示食管上段壁与右侧主动脉弓关系密切(图2-7D)。

　　CT表现:主动脉弓呈"开窗"畸形,可见双主动脉弓影,右侧弓较左侧略粗,左侧颈总动脉及左侧锁骨下动脉起源于左侧主动脉弓,右侧颈总动脉及右侧锁骨下动脉起源于右侧主动脉弓。气管及食管上段走行于双弓之间,食管上段局部管腔轻度受压,走行扭曲。

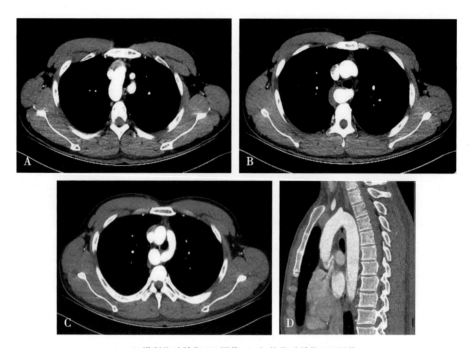

A~C.横断位动脉期CT图像;D.矢状位动脉期CT图像

图2-7 双主动脉弓所致食管压迫CT表现(病例2)

诊断思路

30岁男性,体检发现纵隔增宽,无喘息及吞咽困难等症状。胸部CT图像可见双主动脉弓畸形,右侧优势型。双主动脉弓包绕气管及食管上段,食管上段受主动脉弓推压向右前方移位。影像学检查明确显示了双主动脉弓,从而可以确定诊断。

病例3 男,60岁,主诉:进行性吞咽困难3月余。横断位CT平扫图像示左侧主动脉弓未见显示,气管及食管上段右侧对称位置可见边缘光滑软组织影,局部与气管及食管上段壁分界不清(图2-8A)。横断位动脉期及静脉期CT图像示气管及食管上段右侧软组织影强化同胸主动脉,管腔通畅;与气管及食管上段壁紧密相贴,食管上段后方血管将其向前推压移位,局部管壁增厚并强化(图2-8B,图2-8C箭头所示)。矢状位静脉期CT图像示食管中上段交界区管壁明显不规则增厚并强化,病变段食管被其后方血管推压移位(图2-8D箭头所示),管壁与血管壁分界不清。

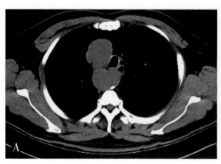
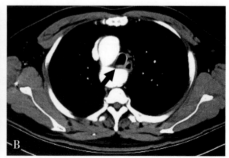

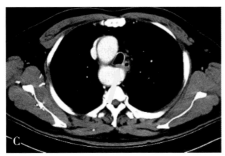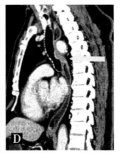

A. 横断位 CT 平扫图像；B. 横断位动脉期 CT 图像；C. 横断位静脉期
CT 图像；D. 矢状位静脉期 CT 图像

图 2-8　右主动脉弓合并食管癌 CT 表现

诊断思路

　　60 岁男性，以"进行性吞咽困难 3 月余"为主诉入院。CT 增强检查提示该患者存在右侧主动脉弓，该畸形导致食管中上段局部受压向前移位。若不存在局部食管壁的增厚，可以考虑吞咽困难为食管外压所致。但该患者临床表现为近期出现的进行性吞咽困难，这是食管癌的典型临床症状；再结合 CT 增强后图像显示的食管受压处管壁不规则增厚并强化，需要首先考虑为食管恶性病变（病理证实为食管癌）。食管癌好发于食管的三处生理性狭窄，因这些地方更容易受到食物的物理化学刺激，其中以发生在第二狭窄（主动脉弓水平或跨左主支气管处）最多见。本例患者受畸形血管的压迫，食管的第二狭窄更加明显，可能与局部食管的癌变有一定的关系。

临床要点

　　正常胚胎发育过程中，会有各个动脉弓的退化和保留，最后表现为正常的主动脉和胸部大血管的形态和位置。双主动脉弓（double aortic arch，DAA）是一种先天性发育异常，为胚胎时期的第 4 弓和双侧远端动脉异常保留所致，伴有前位的升主动脉弓和食管后主动脉弓或后位的降主动脉。左、右侧主动脉弓可包绕气管、食管对其造成压迫，受压程度重者会出现喘息、呼吸及吞咽困难等症状。双主动脉弓的患儿症状可较严重，临床上表现为吸气性喘鸣，吞咽困难，长期咳嗽，头后仰，喜取角弓反张体位，常有肺炎，偶有屏气及发绀。病情严重时可出现呼吸衰竭，甚至死亡，因此尽早诊断并及时治疗极为重要。

　　右主动脉弓（right aortic arch，RAA）也是一种常见的主动脉弓异常，可单独存在，有时合并其他的先天性心血管异常。RAA 的形成是由于在胚胎早期左侧第 4 主动脉弓缩小以至消失，而右侧的主动脉弓持续发育。弓部在气管和食管的右侧跨越右主支气管下行，与降主动脉相连。降主动脉可以正常（位于脊柱左侧），也可位于脊柱右侧。结合头臂动脉分支和并发的心脏畸形情况，一般将 RAA 分为 3 型。Ⅰ型：镜面型右弓，表现为右主动脉弓及右位降主动脉，头臂动脉完全呈镜面型分布。Ⅱ型：右主动脉弓+迷走左锁骨下动脉。此型较常见，其弓上动脉分支依次为左颈总动脉、右颈总动脉和右锁骨下动脉，左锁骨下动脉作为第 4 分支自降主动脉上缘独立发出。Ⅲ型：右主动脉弓

+左锁骨下动脉分离,临床少见,常合并其他的先天性心脏病。与Ⅱ型RAA相比,Ⅲ型RAA的左锁骨下动脉不与主动脉的升、弓、降部及任何一支头臂动脉相连,而是单独存在并通过左侧导管韧带与左肺动脉相连。

【影像学表现】

1. X线表现

(1)右主动脉弓胸部X线片上表现为右中上纵隔外凸的高密度影。双主动脉弓病例可显示双侧主动脉弓球形隆起,一般右侧更为明显,左侧主动脉弓影可以消失或缩小。双主动弓胸部X线片上有时可以观察到气管或支气管主干部分梗阻所致单侧或双侧肺野过度充气征象。

(2)右主动脉弓食管造影检查显示主动脉弓水平的食管被推向左侧并显示压迹。双主动脉弓食管造影检查显示在第3、4胸椎水平上段食管两侧压迹,右主动脉弓造成的压迹较大且位置较高,左主动脉弓造成的压迹较小且位置较低。

(3)主动脉造影是确诊主动脉弓及其分支畸形最可靠的诊断方法。由于多排CT的应用,其目前已较少用于上述病变的诊断。

2. CT表现　CT增强图像可以直观地显示心脏及大血管腔,是诊断心血管系统疾病的重要方法。当前多排CT扫描速度快,探测器敏感性高,可以在较低辐射剂量,较少对比剂用量条件下对心脏及大血管进行清晰成像。原始图像在工作站上可以进行多维度、多参数的后处理,从而获得满足不同临床要求的各种后处理图像。

(1)右主动脉弓表现为主动脉弓朝向右侧胸腔,气管左侧无主动脉弓影,胸主动脉走行于脊柱左侧或右侧。

(2)双主动脉弓表现为升主动脉呈左、右两个动脉弓,左前弓经气管前方越过左主支气管延伸于左侧,右后弓跨越右主支气管,在脊柱前方和食管后方向左下走行。两弓汇合成降主动脉,亦可不汇合而分别沿脊柱两侧下降形成双降主动脉。每一弓可分别发出颈总动脉和锁骨下动脉,大多数情况下双弓大小不同,大的右弓和小的左前弓占双弓畸形的75%。双主动脉弓环抱气管及食管上段,有时可见两者局部管腔狭窄。

3. 超声表现

(1)右主动脉弓三血管切面显示,气管位于肺动脉和主动脉弓之间,呈"U"形。

(2)双主动脉弓超声心动图表现:①升主动脉长轴切面显示"Y"字征。②3VT切面显示主动脉发出后不久即分出左侧及右侧主动脉弓,并将气管和食管包绕,又形成"O"形血管环。③3VT切面显示动脉导管弓走行于气管的左侧。

【鉴别诊断】

1. 胸主动脉瘤　右主动脉弓一般需与胸主动脉瘤鉴别。胸主动脉瘤最常见的原因为动脉硬化,好发于男性老年人。大多数人无症状,少数人呈非特异性症状,如胸部升主动脉瘤为前胸痛、降主动脉瘤为背痛,位于主动脉弓者因其容易压迫支气管、肺动脉、上腔静脉、喉返神经、食管等出现相应症状。CT检查示管腔增宽,其内可见附壁血栓,所示大血管可见动脉粥样硬化改变。

2. 右主动脉弓、左侧动脉导管及迷走左锁骨下动脉围成的血管环　双主动脉弓血管环需与右主动脉弓、左侧动脉导管及迷走左锁骨下动脉围成的血管环鉴别,右主动脉弓、左侧动脉导管及迷走左锁骨下动脉围成的血管环典型超声表现:右位主动脉弓、左位动脉导管及迷走左锁骨下动脉构成血管环,环绕在气管和食管周围,其血管环的形态呈"U"形,食管和气管前方除心脏之外无其他血管结构;而双主动脉弓血管环是"O"形,气管和食管周围都有主动脉左右弓的包绕。

参考文献

[1]钟志林,彭志远,张雪莲,等.多层螺旋CT血管成像在双主动脉弓畸形中的诊断价值[J].中国CT和MRI杂志,2017,15(7):63-65.

[2]锁仁静,李亮,穆仲平,等.时间-空间关联成像联合高分辨率血流成像诊断胎儿双主动脉弓畸形[J].中国超声医学杂志,2016,32(6):560-563.

[3]陈鑫,彭志远,陈险峰,等.双主动脉弓及合并畸形的MSCT和超声心动图诊断对比分析[J].影像诊断与介入放射学,2016,25(4):276-281.

[4]徐超,杨琳.双源CT心血管成像诊断右位主动脉弓并双降主动脉畸形1例[J].实用放射学杂志,2013,29(5):861-862.

[5]刘彦超,段传志,张炘,等.右位主动脉弓合并硬脑膜动静脉瘘一例[J].介入放射学杂志,2014,23(5):421-422.

[6]戴李华,马慧,黄卫保.先天性食管闭锁和气管食管瘘影像学检查的研究进展[J].山东医药,2022,62(13):104-107.

[7]苗莉莉,刘庆华,刘小芳,等.对比高频超声与食管造影诊断新生儿先天性食管闭锁[J].中国医学影像技术,2021(11):1666-1669.

第三章 食管异物

病例1 女,2岁,代主诉:误食硬币1 h伴吞咽不适。胸部正侧位DR图像示胸锁关节水平食管上段走行区可见一规则扁圆形金属高密度影,最大截面与人体冠状面平行(图3-1)。两侧胸廓对称,气管居中;肺门影不大,双肺纹理走行正常,透亮度一致,肺野内未见实质性病变;纵隔无增宽,心影大小、形态未见异常;双侧膈面光整,双侧肋膈角锐利。

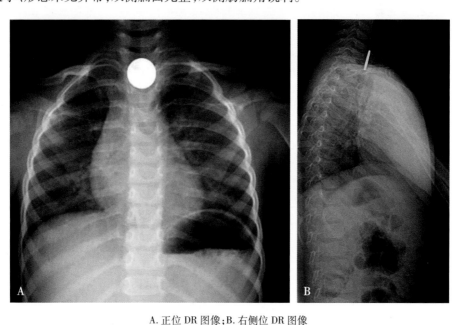

A. 正位DR图像;B. 右侧位DR图像

图3-1 食管阳性异物胸部正侧位DR表现(病例1)

诊断思路

2岁女童,因"误吞硬币1 h伴吞咽不适"来院诊治。考虑到食管阳性异物可能性较大,故而首先选择行正侧位胸部摄片。从影像图像上可以看到在食管上段走行区有一规则扁圆形金属高密度影,其最大截面与人体冠状面平行,说明异物向下运动时其最大截面与人体冠状面是平行关系;同时患儿胸部正位DR图像上无纵隔移位、两肺透亮度不一致等提示气管异物的征象,从而可以确定食管上段异物的诊断。

病例2 女,2岁,代主诉:误食发卡4 h伴吞咽不适。体格检查:痛苦面容,双肺呼吸音清。胸部正侧位DR图像示颈7椎体水平食管上段走行区可见一不规则短条状金属致密影,正位及侧位图像均示其位于气管腔轮廓外。两侧胸廓对称,气管居中;肺门影不大,双肺纹理走行正常,透亮度一致,肺野内未见实质性病变;纵隔无增宽,心影大小、形态未见异常;双侧膈面光整,双侧肋膈角锐利(图3-2A、B)。内镜下行异物取出术术中图像见图3-2C、D。

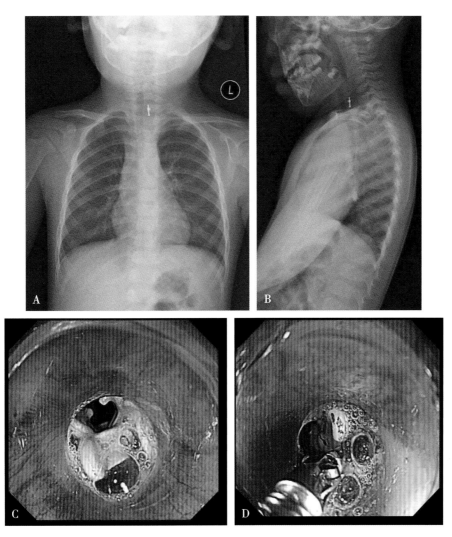

A. 正位 DR 图像;B. 右侧位 DR 图像;C、D. 内镜图像

图3-2　食管阳性异物胸部正侧位 DR 及内镜表现

诊断思路

　　2岁女童,因"误食发卡4h伴吞咽不适"来院诊治。追问病史后提示没有出现咳嗽、喘鸣等呼吸道症状,所以考虑食管阳性异物可能性较大。首先选择最方便安全的胸部正侧位摄片检查。从影像学图像上可以发现第7颈椎椎体水平食管上段走行区有一不规则短条状金属致密影,正位及侧位图像均示其位于气管腔轮廓外;同时患儿无纵隔移位、两肺透亮度不一致等提示气管异物的征象,从而可以确定食管上段异物的诊断。

病例3 女,6岁,主诉:误食金属发卡2 h,伴吞咽疼痛及呕吐。体格检查:痛苦面容,精神萎靡,双肺呼吸音清。胸部前后位 DR 图像示颈胸交界区椎体重叠处不规则金属高密度影,位于气管轮廓外,所见气管上段局部管腔变窄(图3-3A)。胸部左侧位 DR 图像示颈胸交界区椎体前与气管后方食管走行区可见不规则金属高密度影,邻近气管后壁软组织影增厚并局部气管腔变窄(图3-3B)。

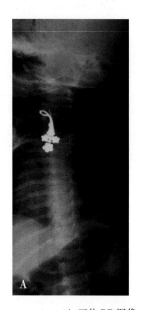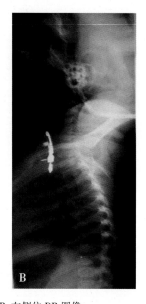

A.正位 DR 图像;B.左侧位 DR 图像

图3-3 食管阳性异物胸部正侧位 DR 表现(病例3)

诊断思路

6岁女童,以"误食金属发卡2 h,伴吞咽疼痛及呕吐"为主诉来院诊治,考虑食管阳性异物可能性较大。在不知道食管壁是否受损的情况下,首先选择最方便安全的胸部正侧位摄片检查,以确定异物的大概位置。

从影像学图像上可以发现食管上段走行区可见不规则金属高密度影;邻近气管受压前移,管腔变窄,气管后壁软组织影增厚。气管上段的移位及管腔狭窄是一个非常需要重视的影像学征象,提示局部软组织肿胀明显,需要考虑食管壁的损伤甚至纵隔脓肿形成的可能。在不知道食管壁是否受到损伤的情况下,下一步应选择相对安全的食管 X 线碘剂造影检查,观察是否有食管纵隔瘘的存在,为临床治疗方案的选择提供依据。

病例4 女,30岁,主诉:进食后食管内哽噎感数小时。食管钡剂造影图像示第一次吞钡剂后见食管上段一斜行线状充盈缺损影(图3-4A箭头所示),多次吞钡剂后原食管上段充盈缺损消失(图3-4B~D)。

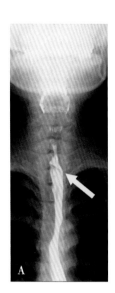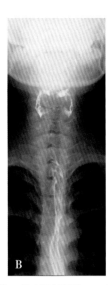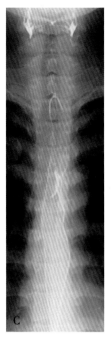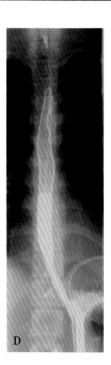

A. 正位 X 线充盈相图像；B. 正位 X 线黏膜相图像；C、D. 正位图像

图 3-4　食管阴性异物正位 X 线钡剂造影表现

诊断思路

30 岁女性，以"进食后食管内哽噎感数小时"为主诉来院诊治。食管钡剂造影图像示第一次吞钡剂后可见食管上段一斜行线状充盈缺损影，长约 25 mm，局部未见对比剂外溢或侧漏征象。第二次吞钡剂后可见该充盈缺损向下移位至食管中段。随对比剂吞咽，可见食管内充盈缺损消失。考虑为异物随吞咽进入胃内，食管阴性异物可能性较大。

临床要点

食管异物为较常见的急诊病症，常发生于食管的三处生理性狭窄，以上段最常见，约占 70%。在异物类型上，儿童食管异物以电池、硬币、玩具、别针、发卡等常见；成人食管异物多为动物骨骼（家禽骨、鱼刺等）、坚果核、义齿等，多发生在 50 岁以上人群。其他异物如药物、刀片等可见于精神异常者、罪犯等。食管异物的临床表现大多为异物阻塞感、吞咽困难、疼痛，可伴恶心、呕吐等胃肠道反应。常用的影像学检查方法有 X 线检查、钡棉造影检查和 CT 检查。

根据异物在 X 线检查时的表现，又可以将其分为阳性异物及阴性异物。食物团块、树叶、木屑、塑料、玻璃等阴性异物在 X 线检查中往往不能直接显示，应进一步行 CT、内镜等检查。CT 诊断异物的敏感度为 70%~100%，特异度为 70%~94%，可以发现部分 X 线平扫图像不能显示的异物，可疑伴发脓肿、瘘时，行增强 CT 的诊断价值更高。若上述检查均未发现异物，但高度怀疑者，需进一步行内镜检查以明确诊断。

【影像学表现】

1. X 线表现　阳性异物在透视或摄片中即可发现,不同异物呈现不同形态的高密度影。钡剂或钡棉检查时,类圆形异物表面常可涂抹钡剂,尖锐状或条形异物常见钡棉钩挂,异物较大时可显示充盈缺损征象,甚至钡剂或钡棉通过受阻。需要注意的是,如果检查前怀疑有食管穿孔及破裂的可能,需换用碘剂进行造影检查。

2. CT 表现　CT 为食管异物的重要影像学检查手段。它不仅可以发现阳性异物,还可以明确显示其在食管内的位置、异物本身的形状及大小。特别重要的是 CT 可以通过观察食管壁及其周围脂肪间隙的表现,评估食管壁是否有损伤,为食管造影检查及临床治疗提供重要的参考信息。

【鉴别诊断】

结合异物误食病史及典型影像学表现较易明确诊断。在个别情况下需要与气管异物进行鉴别:因异物进入气管需首先通过声门裂,所以气管异物的最大截面常常与人体矢状面平行。但对于一些较小且形态不规则的气管或支气管异物,则不符合上述规律,需要结合临床表现、X 线检查或CT 检查来明确诊断。

参考文献

[1]田新华,薛勤,沈子庆,等.超声联合 CT 诊断颈部食管异物穿出伴脓肿一例[J].中华全科医师杂志,2021,20(1):103-104.

[2]罗永进,张慧荟,赖作有,等.CT 检查对颈段食管异物胃镜取出术的术前术后应用价值[J].实用放射学杂志,2019,35(8):1225-1228.

[3]覃由宣,杨智,付兵,等.多层螺旋 CT 后处理技术对食管鱼刺异物的诊断及穿孔并发症的影响因素分析研究[J].实用放射学杂志,2019,35(5):743-746.

[4]韩宏阳,肖新广,谷梅兰,等.MSCT 诊断老年人消化道枣核异物的价值分析[J].中国老年保健医学,2019,17(1):88-90.

[5]梁婧玲,高希法,李静,等.MSCT 对食源性食管异物的诊断价值及临床分析[J].徐州医科大学学报,2018,38(12):812-815.

第四章 食管憩室

病例 1 男,44 岁,主诉:体检发现甲状腺结节 1 年余。食管钡剂造影正位图像示食管颈段左侧壁外凸窄颈囊袋状影,边缘光滑,内部黏膜与食管黏膜相图像延续(图 4-1A);食管钡剂造影斜位图像示食管颈段左侧壁囊袋影与气管影重叠,食管中上段钡剂已廓清,但囊袋影内残留较多钡剂(图 4-1B)。

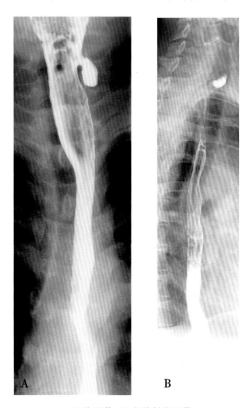

A. 正位图像;B. 右前斜位图像

图 4-1 咽食管憩室 X 线钡剂造影表现(病例 1)

诊断思路

44 岁男性,以"体检发现甲状腺结节 1 年余"为主诉入院,无明确消化道症状。体格检查未见阳性体征,食管钡剂造影检查发现食管颈段左侧壁外凸窄颈囊袋影,其内黏膜与食管黏膜相图像延续,钡剂廓清缓慢。患者为中年男性,无明显吞咽不适症状,不符合典型咽食管憩室的表现,但是根据病变形态及位置,首先考虑咽食管憩室(Zenker 憩室)形成。

病例 2 女,65 岁,主诉:进食哽噎感 5 年。食管钡剂造影正位图像示食管颈段左侧壁外凸窄颈囊袋状影(图4-2A 箭头所示),边缘光滑,内部黏膜与食管黏膜相图像延续;食管钡剂造影右前斜位图像示食管颈段左侧壁外凸囊袋影与气管影重叠,食管中上段钡剂已廓清,囊袋影内残留少量钡剂(图4-2B)。

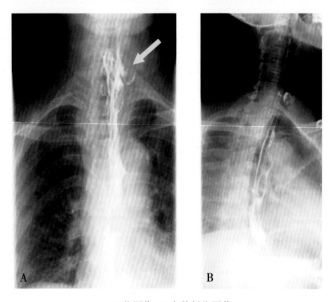

A. 正位图像;B. 右前斜位图像

图4-2 咽食管憩室 X 线钡剂造影表现(病例2)

诊断思路

65 岁女性,以"进食哽噎感 5 年"为主诉入院。食管 X 线钡剂造影检查发现咽食管入口下方食管颈段左侧壁外凸囊袋状影,边缘光滑,以窄颈与食管腔相通。结合患者的年龄及临床表现,符合咽食管憩室的典型表现。

病例3 男,32 岁,主诉:进食堵塞感 2 年。食管钡剂造影正、斜位图像示食管中段偏前壁两枚外凸小囊袋状影,边缘光整,内部黏膜与食管相连,内可见钡剂短暂滞留(图4-3)。

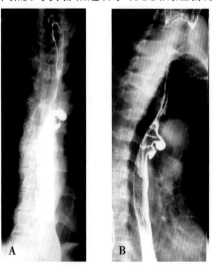

A. 正位图像;B. 右前斜位图像

图4-3 食管中段憩室 X 线钡剂造影表现(病例3)

诊断思路

青年男性患者以"进食堵塞感 2 年"为主诉入院。体格检查未见阳性体征,食管钡剂造影检查显示食管中段两枚外凸宽颈小囊袋状影,边缘光滑。符合食管中段憩室的典型表现。

病例 4　女,61 岁,主诉:吞咽不适 30 年余,加重 2 年,伴呕吐黏液。食管钡剂造影正、斜位图像示食管中段偏前壁外凸巨大囊袋状影,边缘光整,内部黏膜与食管相连,以宽颈与食管腔相通,内可见钡剂滞留(图 4-4)。

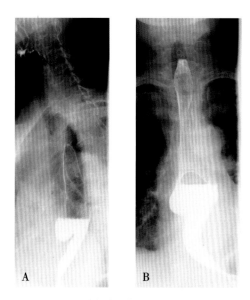

A. 左前斜位图像;B. 正位图像

图 4-4　食管中段憩室 X 线钡剂造影表现(病例 4)

诊断思路

61 岁女性,以"吞咽不适 30 年余,加重 2 年,伴呕吐黏液"为主诉入院,需要考虑到引起吞咽困难的多种疾病(包括口咽疾病、食管疾病、神经肌肉及全身性疾病)。食管造影检查不仅能够观察咽及食管的形态,也可以对其功能做出较准确的评估,是吞咽困难患者的一项重要检查。本例患者的食管造影表现提示在食管中段偏前壁外凸巨大囊袋状影,边缘光整,内部黏膜与食管相连,以宽颈与食管腔相通,内见钡剂滞留,这是食管憩室典型的影像学表现。患者出现吞咽不适的时间较长,说明憩室的形成是一个比较缓慢的过程。

病例 5　男,52 岁,主诉:胸背部不适 2 月余。食管钡剂造影正、斜位图像示食管中段右前壁见两个小尖角状外凸影,内部黏膜与食管相连,以宽颈与食管腔相连(图 4-5)。

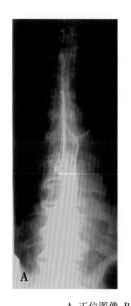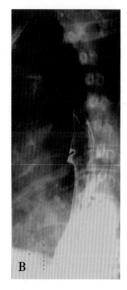

A. 正位图像；B. 左前斜位图像

图 4-5 食管中段憩室 X 线钡剂造影表现（病例 5）

诊断思路

52 岁男性，以"胸背部不适 2 月余"为主诉入院。钡剂造影检查发现食管中段右前壁见两个小尖角状外凸影，以宽颈与食管腔相通，这是食管牵引性憩室典型的影像学表现。牵引性憩室多见于食管中段，由于食管外周组织例如淋巴结炎和食管壁粘连，瘢痕收缩而形成。憩室壁包括食管壁的全层，为真性憩室。

临床要点

食管憩室系指与食管相通的囊状突起。其按发生原因可分为先天性憩室和后天性憩室。先天性憩室极少见，系由支气管性、胃源性或肠源性小囊肿与食管交通而成，需依靠组织学才能确定诊断；后天性憩室占绝大多数。根据其发病机制不同又分为牵引性憩室、内压性憩室。其按发病部位可分为咽食管憩室、食管中段憩室和膈上食管憩室。

1. 咽食管憩室　系咽食管联结区的黏膜和黏膜下层在环状软骨近侧的咽后壁肌肉缺陷处膨出而成，又称为 Zenker 憩室。其发生与咽食管肌运动失调，环咽肌失弛缓引起食管腔内压力增高，以及局部肌肉解剖结构上的薄弱有关。

2. 食管中段憩室　多位于气管分叉水平之中段食管，常因纵隔食管周围组织慢性炎症粘连及瘢痕组织的收缩牵引所致，多为肺门或纵隔淋巴结炎症所引起。

3. 膈上食管憩室　多发生在膈上 5 ~ 10 cm 食管右侧，其形成可能与食管下段有功能性或机械性梗阻而使食管腔内压力增加，使食管黏膜经食管肌层薄弱区突出有关。

食管憩室较小时多无症状。常见临床表现可有胸骨后异物感和咳嗽，憩室较大合并排空不畅时，可有反流症状。治疗不及时可出现吞咽困难和食物梗阻。并发症有出血、穿孔和纵隔炎症等。

【影像学表现】

1. X 线造影表现　钡剂造影是诊断食管憩室最直观、最简便的方法。表现为自食管壁突出的囊袋状对比剂填充影,可见黏膜伸入其内,边缘光滑。牵引性憩室一般较小,底较宽、尖端指向前或前外方的囊袋状影,不潴留食物;内压性憩室较大,呈囊状,也有带蒂者,造影时可见钡剂潴留,较大憩室内可见气液钡分层现象。咽食管憩室好发于食管颈段左后壁,从点状突出逐渐发展成囊袋状,并往下垂,致其长轴与食管平行,憩室内可有气液平,钡剂可短时潴留。膈上食管憩室较少见,多为内压性,呈边缘光滑的圆形突出,可下垂至膈上,常可见钡剂滞留其中。食管多发憩室较少见,表现为多个囊袋状影突出于食管壁外,边缘光滑整齐,部分可见蒂存在。

2. CT 表现　根据憩室大小及所含内容物的不同,CT 表现也不同。较小憩室处于塌陷状态时有可能造成漏诊;大部分憩室常表现为食管壁旁的含气囊袋影,与食管壁关系密切;当内部有液体潴留时,可以出现大小不等的气液平;当憩室内有残留食物时,可以表现为食管旁不规则的混杂密度影;如果合并憩室炎或穿孔,可以造成食管周围脂肪间隙模糊及邻近纵隔内的积气积液。

【鉴别诊断】

1. 食管肿瘤　食管憩室较大时可对食管产生压迫,甚至引起吞咽困难等症状。此时需要与食管本身或周围组织结构来源肿瘤进行鉴别。食管憩室的 X 线造影检查显示受压处食管管壁光滑,并可见食管黏膜伸入对食管形成压迫的憩室囊袋影内。食管及其周围结构的肿瘤则主要表现为食管腔的狭窄、伴或不伴食管黏膜的破坏。CT 检查可以直观地观察食管腔外的情况,对于肿瘤的鉴别有重要作用。

2. 食管瘘　食管瘘形成的原因一般为强酸强碱烧伤或肿瘤侵蚀,均有典型的临床症状与病史。对比剂通过食管瘘口溢出呈线条状或团片状,但对比剂滞留区的轮廓不规则,内部不存在与食管延续的黏膜。

参考文献

[1]赵复来.食管憩室影像学诊断的研究[J].中华腹部疾病杂志,2006,6(9):651-652.

[2]张云,马聪敏,任金武.CT 诊断咽食管憩室 1 例[J].中国临床医学影像杂志,2019,30(11):831-832.

[3]邢艳.超声误诊无症状咽食管憩室 1 例[J].医学影像学杂志,2021,31(10):1726,1730.

[4]蔡爱群,陈俊伟,陈雪吟,等.食管憩室并食管及贲门癌的 X 线诊断价值[J].放射学实践,2009,24(10):1096-1098.

[5]孙晓艳,孙宇田,赵继红,等.2 例食管憩室支气管瘘影像学表现[J].中国临床医学影像杂志,2010,21(3):225-226.

第五章 食管运动功能障碍

第一节 食管痉挛

病例1 男,74岁,主诉:间断吞咽不适及胸骨后疼痛3年,间断心慌1月余。食管钡剂造影不同体位图像示食管中下段壁欠光整,局部管壁的不协调收缩造成管壁呈波浪状表现,动态观察食管中下段的不协调收缩位置较固定,持续时间较长。钡剂通过缓慢,部分短暂滞留于食管下段,需要多次吞咽才能完全廓清(图5-1)。

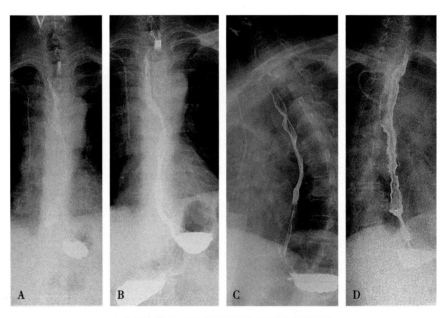

A、B. 正位图像;C. 左前斜位图像;D. 右前斜位图像

图5-1 食管痉挛X线钡剂造影表现

诊断思路

74岁男性,以"间断吞咽不适及胸骨后疼痛3年,间断心慌1月余"为主诉入院。无明确阳性体征。食管X线钡剂造影图像示食管中下段壁欠光整,局部管壁扩张受限,见不协调收缩造成管壁呈波浪状表现,动态观察不协调收缩位置较固定,持续时间较长。钡剂通过减慢受阻,部分短暂滞留于食管下段,需要多次吞咽动作才能完全廓清。结合患者临床表现及典型影像特征,诊断为食管痉挛。

病例2　男,69岁,主诉:间断吞咽困难1月余。食管钡剂造影图像示食管全程壁欠光整,呈锯齿状改变,黏膜粗乱,食管中下段可见痉挛性收缩,对比剂通过缓慢(图5-2A～C)。内镜检查图像示食管黏膜欠光滑(图5-2D)。

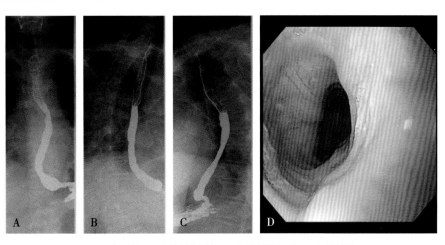

A.正位图像;B.右前斜位图像;C.左前斜位图像;D.内镜图像

图5-2　食管痉挛X线钡剂造影及内镜表现

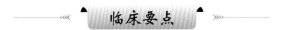

诊断思路

69岁男性,以"间断吞咽困难1月余"为主诉入院。体格检查未见明确异常。食管钡剂造影图像示食管全程壁欠光整,呈锯齿状改变,食管中下段痉挛性收缩,管壁张力较高,对比剂通过缓慢。结合患者临床表现及影像表现,诊断为食管炎合并食管痉挛。

临床要点

食管痉挛是指食管任何部分因运动功能失调所造成的食管暂时性狭窄,可以分为节段性痉挛和弥漫性痉挛。该病病因尚不明了,多认为与食管神经肌肉变性、精神心理因素、食管黏膜刺激、炎症和衰老有关。老年性食管、腐蚀剂或胃酸反流的刺激也可以引起弥漫性食管痉挛。食管痉挛的症状包括胸骨后疼痛、反酸、嗳气及吞咽不适感。本病的诊断主要靠X线钡剂造影,管壁柔软与特征性的收缩环同时存在,解痉药治疗有效也是其确定诊断的重要依据。

【影像学表现】

1.X线造影表现　食管钡剂造影是诊断食管痉挛的重要检查方法,表现可呈多样化。节段性痉挛多发生在食管中段,表现为间隔1～2 cm的多个较深的环形收缩,食管边缘光滑、柔软、黏膜皱襞正常。弥漫性痉挛则多见于中下段,为不规则、不协调的收缩波,食管呈螺旋状、波浪状或串珠状比较对称的狭窄。狭窄段随收缩波运动而上下移动,管壁光滑、柔软,狭窄近端食管无扩张。食管下段蠕动减弱,管壁张力增高。

2.内镜表现　内镜检查可发现反复出现的非蠕动性收缩,多见于食管远端,常引起短暂的食管腔狭窄,食管下括约肌痉挛是一种伴随表现。对于大多数患者来说,内镜检查对食管痉挛的诊断意义不大,它的主要目的是排除食管的其他器质性病变。

【鉴别诊断】

食管痉挛与食管第三收缩波的造影表现相似,但后者的出现是短暂的,且多无症状。老年性食管功能改变也可出现食管环形的非蠕动(推进)性的收缩,正常蠕动减弱;可同时伴有下食管括约肌放松不全,一般没有明显的临床症状,对解痉药也无反应。

第二节　贲门失弛缓症

病例 1　男,58 岁,主诉:吞咽困难 30 年,加重 1 周。横断位 CT 平扫图像示食管上段明显扩张,内可见潴留物(图 5-3A);横断位动脉期 CT 图像示扩张食管壁轮廓显示不清,管壁未见明确强化(图 5-3B);冠状位静脉期 CT 图像示食管全程显著扩张,内可见食物及液体潴留,食管壁局部厚薄不均(图 5-3C)。食管 X 线碘剂造影图像示食管下端狭窄呈萝卜根样,对比剂通过狭窄段极其困难,大量对比剂滞留于食管内,食管全程明显扩张并可见气液平(图 5-3D ~ F)。

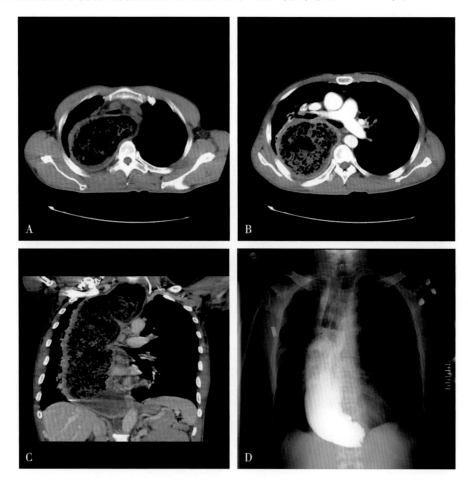

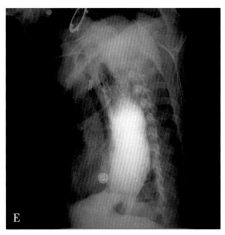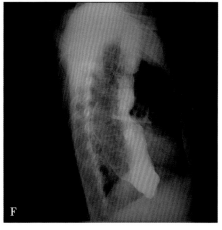

A.横断位 CT 平扫图像;B.横断位动脉期 CT 图像;C.冠状位静脉期 CT 图像;D.正位 X 线造影图像;E.左前斜位 X 线造影图像;F.右前斜位 X 线造影图像

图5-3　贲门失弛缓症 CT 及 X 线碘剂造影表现

诊断思路

58 岁男性,以"吞咽困难30 年,加重1 周"为主诉入院,查体未见明显异常。胸部 CT 扫描发现食管全程扩张并食物潴留。考虑到患者食管扩张程度较重,内有大量食物潴留,优选 X 线碘剂造影协助诊断。造影显示食管下端明显狭窄呈萝卜根样,管壁尚光整,对比剂通过极其困难,狭窄以上食管全程扩张,内可见气液平,可见第三收缩波。根据长期的吞咽困难病史,影像学检查未发现明确占位病变征象,出现典型的萝卜根样狭窄及扩张食管腔内气液平形成等征象,诊断为贲门失弛缓症(中重度)。

病例2　男,48 岁,主诉:吞咽困难20 年余。横断位及冠状位 CT 平扫图像示食管中上段管腔扩张,内可见气液平,食管壁未见明显增厚(图5-4A、B);食管 X 线碘剂造影图像示食管下端及贲门狭窄呈鸟嘴样,对比剂间歇通过,狭窄段管壁光滑,食管中上段轻中度扩张,内可见对比剂滞留(图5-4C);内镜检查图像示贲门明显狭窄,黏膜光整(图5-4D)。

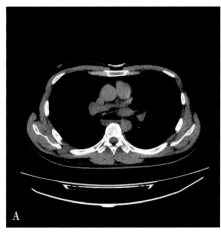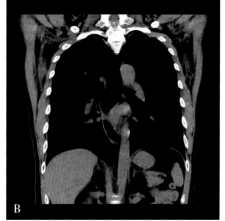

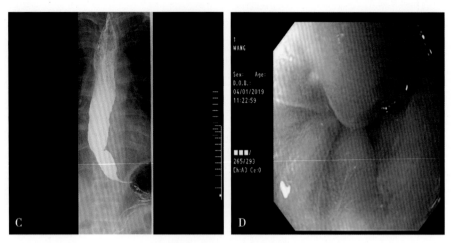

A. 横断位 CT 平扫图像;B. 冠状位 CT 平扫图像;C. 正位 X 线造影图像;D. 内镜图像

图 5-4　贲门失弛缓症 CT、X 线碘剂造影及内镜表现

诊断思路

48 岁男性,以"吞咽困难 20 年余"为主诉入院。查体腹部轻压痛,无反跳痛,腹部柔软,无包块。X 线碘剂造影检查示食管下端及贲门管腔狭窄呈鸟嘴样,管壁光滑,未见明确充盈缺损,食管中上段管腔扩张,内可见对比剂潴留,提示食管下端狭窄为良性狭窄。CT 检查示食管中上段管腔扩张,食管壁全程无明显增厚,壁周脂肪间隙清晰,纵隔未见肿大淋巴结。内镜检查印证了 X 线碘剂造影及 CT 检查,提示食管黏膜无器质性病变。结合患者较长的病史及影像学表现,特别是造影时出现的典型鸟嘴样狭窄,可诊断为贲门失弛缓症(轻中度)。

病例 3　患者男,21 岁,主诉:间歇性吞咽困难伴胸骨后不适 1 月余。X 线钡剂造影图像示食管下端及贲门管腔狭窄呈萝卜根样,狭窄段管壁光整,对比剂通过明显受阻,大量对比剂及液体潴留于食管内,食管全程管腔明显扩张,中下段局部可见痉挛性收缩(图 5-5)。

诊断思路

21 岁男性,以"间歇性吞咽困难伴胸骨后不适 1 月余"为主诉入院。查体未见明确异常。X 线钡剂造影检查提示食管全程管腔明显扩张并积气积液,食管下端及贲门狭窄呈典型萝卜根样,钡剂间歇少量通过,狭窄段管壁光整,未见明确充盈缺损征象。患者较年轻,结合其影像学表现,排除恶性病变可能,从而诊断为贲门失弛缓症(中重度)。

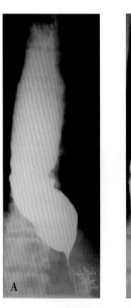
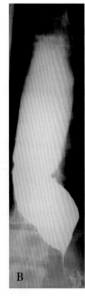

A、B. 正位造影图像

图 5-5　贲门失弛缓症 X 线钡剂造影表现

临床要点

贲门失弛缓症是指食管下端及贲门部的神经功能障碍所致的食管动力障碍性疾病,其主要特征是食管缺乏蠕动、食管下端括约肌高压和对吞咽动作的松弛反应减弱。病变段食管壁内迷走神经及其背核和食管壁肌间神经丛中神经节细胞减少,甚至完全缺如。其可分为原发性和继发性两种。

肌丛神经节细胞的退变导致了原发性贲门失弛缓症,食管失去正常的推动力,食管下括约肌和贲门不能松弛,导致食物滞留于食管内,逐渐导致食管扩张、伸长和屈曲,然后失去肌张力,使得食物发生淤滞。食物滞留可继发食管炎及溃疡,在此基础上可发生癌变,癌变率为2%~7%。

继发性贲门失弛缓症一般病因明确,多由恶性肿瘤,如胃癌、食管癌、肺癌、肝癌、胰腺癌、淋巴瘤等引起;另外,食管和食管下括约肌(LES)淀粉样变、结节病等也可引起贲门失弛缓症。

贲门失弛缓症多见于20~50岁的青壮年,儿童及老年人也有一些偶发病例。临床表现为吞咽困难、胸骨后疼痛、食物反流,以及因食物反流误吸入气管所致咳嗽、肺部感染等症状。

【影像学表现】

1.X线造影表现 ①食管下端自上而下逐渐狭窄呈鸟嘴样,严重时表现为萝卜根样。狭窄段长短不一,边缘光滑,质地柔软,黏膜皱襞正常,呈光滑的细条状。②对比剂通过贲门受阻,呈间歇性流入胃内,呼气时比吸气时容易进入胃内。③狭窄段以上食管不同程度扩张,扩张程度与贲门狭窄程度相关。④食管蠕动减弱或消失,代替原发蠕动的是同步低频幅收缩,遍及食管全程。此外,有第三收缩波频繁出现。⑤并发炎症及溃疡时,黏膜皱襞紊乱,出现溃疡所致龛影。根据X线造影表现可以评估病变的严重程度。

2.CT表现 食管出现不同程度扩张,严重者食管内径可达10cm以上。食管腔内可以见到大量的潴留物,其本身成分不一,所以可以见到分层现象。扩张食管段的管壁厚度则基本正常,扩张明显时管壁会变得较薄,合并炎症时管壁也可以有增厚。食管的下端管腔狭窄,管壁厚度可以增加,但一般呈均匀一致增厚,管壁轮廓也较为光滑。

【鉴别诊断】

1.浸润性贲门区癌 该病在单纯的形态学上与贲门失弛缓症有时较难鉴别。癌主要发生于中老年人,临床表现是进行性的吞咽困难。这是由于癌细胞侵犯深层的神经节细胞而引起食管失去舒缩功能。因此该病的狭窄段食管壁僵硬,管壁厚度不均,狭窄没有渐进的表现,形态也不规则,连续层面观察往往能够发现不规则的软组织肿块影,而贲门失弛缓症则正好相反,管壁厚度均匀、轮廓光滑、狭窄段移行自然。必要时需要通过病理学检查确诊。

2.弥漫性食管痉挛 该病与食管贲门失弛缓症在临床表现上较易混淆。食管贲门失弛缓症是由于食管下端括约肌不能有效松弛和中上段食管的运动功能减退所引起,所以在影像学表现上狭窄段和扩张段都比较固定。弥漫性的食管痉挛则是由于食管的运动功能异常亢进,影像上可形成节段性的狭窄,在造影图像上表现为螺旋形和串珠样。诊断弥漫性食管痉挛最重要的检查方法是食管测压和功能性检查。功能性检查可以看到弥漫性食管痉挛食管强大的收缩波,但是食管下段括约肌无痉挛改变。

3.老年性食管功能紊乱性疾病　这是老年退行性改变在食管上的表现形式,是进食以后,食管不能规律地收缩蠕动,合并食管下段括约肌不能有效松弛而造成。该病与贲门失弛缓症的临床表现相似,但是在影像学表现上,老年性食管功能紊乱性疾病食管的狭窄和扩张都不明显。

参考文献

[1]黄义强,郑海军.弥漫性食管痉挛1例[J].实用放射学杂志,2021,37(11):1920.

[2]朱春兰,祝喜萍.弥漫性食管痉挛的诊治现状[J].世界华人消化杂志,2008,16(23):2565-2569.

[3]张敏,聂昭华,祝扬.弥漫性食管痉挛并食管失弛缓1例报告[J].中国实用儿科杂志,2000,15(5):316-317.

[4]刘晓彤,赵威,陈鑫,等.贲门失弛缓症的诊断及治疗[J].中华内科杂志,2022,61(2):214-218.

[5]姚欣,焦月,吴咏冬,等.心因性贲门失弛缓症一例[J].中华消化杂志,2021,41(4):275-277.

[6]宋帅林,齐宇,杨洋,等.贲门失弛缓症并食管癌1例[J].中华胸心血管外科杂志,2016,32(11):704.

第六章 食管静脉曲张

病例 1　男,58 岁,主诉:持续性腹痛 1 周,加重 2 d。食管钡剂造影图像示食管中下段壁欠光滑,黏膜表面欠光整,局部呈蚯蚓状改变,未见明确破坏表现,管壁柔软,蠕动存在(图 6-1A、B)。横断位动脉期、门静脉期 CT 图像示肝形态失常,边缘呈锯齿状;食管下段管壁不规则增厚为黏膜下迂曲扩张静脉造成(图 6-1C、D)。冠状位及矢状位静脉期 CT 图像示肝脏体积缩小,被膜欠光整,实质强化不均匀,食管黏膜下迂曲扩张静脉致食管下段管壁不规则增厚(图 6-1E、F)。

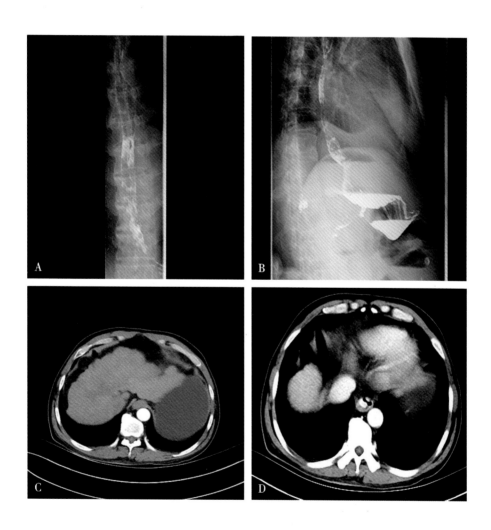

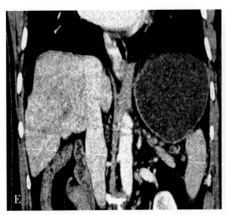
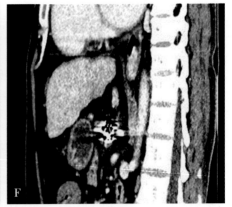

A.食管正位 X 线造影图像；B.食管右前斜位 X 线造影图像；C.横断位动脉期 CT 图像；D.横断位门静脉期 CT 图像；E.冠状位静脉期 CT 图像；F.矢状位静脉期 CT 图像

图6-1 肝硬化合并食管静脉曲张 X 线钡剂造影及 CT 表现（病例1）

诊断思路

58 岁男性，以"持续性腹痛 1 周，加重 2 d"为主诉入院。体检可见肝掌、腹壁静脉曲张、脾大等体征。X 线钡剂造影可见食管中下段黏膜下静脉曲张的典型影像学征象，CT 增强检查证实了患者存在肝硬化合并门静脉高压，结合患者临床表现及影像学特征综合考虑，诊断为肝硬化、门静脉高压（食管静脉曲张）。

病例 2 男，57 岁，主诉：右上腹痛半年余。横断位动脉期 CT 图像示肝被膜不光整，肝周可见积液。肝右叶可见团片状稍低密度影，边界不清，邻近门静脉右支充盈欠佳，且可见门静脉提前显影，提示肝动脉-门静脉瘘形成（图 6-2A、B）。横断位静脉期 CT 图像示肝右叶病变呈不均匀轻度强化，门静脉内对比剂浓度下降（图 6-2C）。横断位及冠状位静脉期 CT 图像示食管下段及贲门黏膜下静脉迂曲增粗（图 6-2D、E）。内镜图像示食管四壁黏膜下静脉迂曲扩张，黏膜面欠光滑（图6-2F）。

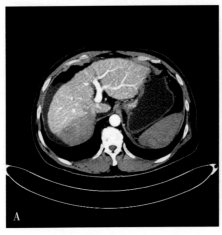
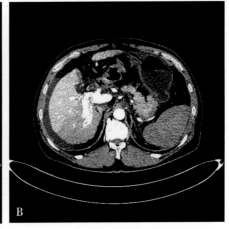

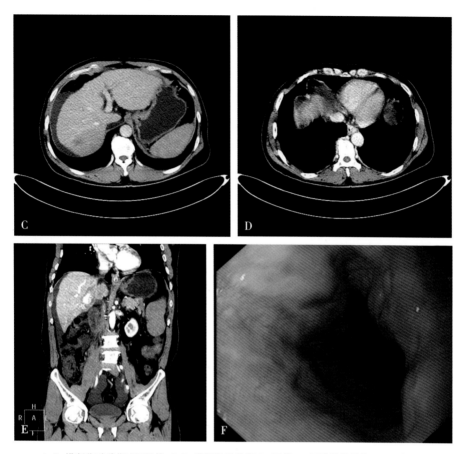

A、B.横断位动脉期 CT 图像;C、D.横断位静脉期 CT 图像;E.冠状位静脉期 CT 图像;F.内镜
图像

图 6-2　肝硬化、食管静脉曲张合并肝细胞癌的 CT 及内镜表现

诊断思路

57 岁男性,以"右上腹痛半年余"为主诉入院。查体可见肝掌、腹壁静脉曲张、脾大等阳性体征。CT 检查提示肝硬化,肝周积液,食管下段及贲门黏膜下静脉迂曲扩张。肝右叶见大片低密度影,增强后不均匀轻度强化,邻近门静脉右支栓子形成并肝动脉-门静脉瘘形成。综合考虑诊断为肝右叶肝细胞癌可能,门静脉高压并门脉右支栓子、肝动脉-门静脉瘘形成,肝硬化,肝腹水。

病例 3　男,74 岁,主诉:腹胀 6 月余。横断位静脉期 CT 图像示肝体积缩小,肝缘欠光整,肝周可见大量积液,食管下段及贲门胃底周围曲张静脉显影(图 6-3A、B)。冠状位静脉期 CT 图像可见下腔静脉狭窄(图 6-3C)。门静脉主干显示不清,走行区可见多发迂曲小血管影(图 6-3D)。

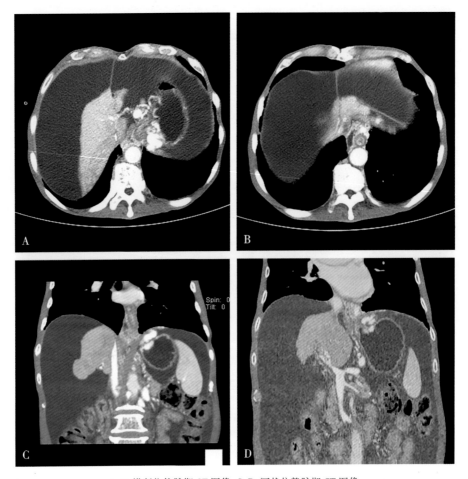

A、B. 横断位静脉期 CT 图像；C、D. 冠状位静脉期 CT 图像

图6-3 巴德-基亚里综合征合并食管静脉曲张 CT 表现

诊断思路

74 岁男性,以"腹胀 6 月余"为主诉入院。查体腹平坦。腹部压痛,无反跳痛,未及明确包块。CT 增强图像示肝体积缩小,肝静脉未见明确显影,下腔静脉近心段管腔狭窄,门静脉主干显示不清,食管下段及贲门胃底周围静脉曲张。结合患者病史及 CT 检查结果,考虑巴德-基亚里综合征(混合型)所致食管静脉曲张。

病例4 男,58 岁,主诉:突发呕血 6 h。食管 X 线钡剂造影双斜位图像示食管全程黏膜皱襞不规则迂曲增粗,呈蚯蚓状改变,管腔轮廓欠规则,管壁尚柔软,蠕动存在,钡剂通过尚顺利(图6-4)。

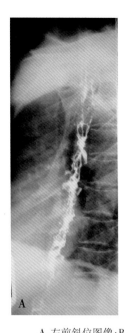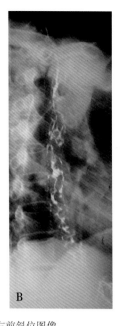

A. 左前斜位图像；B. 右前斜位图像

图6-4　食管静脉曲张 X 线钡剂造影表现

诊断思路

58 岁男性，以"突发呕血 6 h"为主诉入院。查体可见肝掌、腹壁静脉曲张等阳性体征；X 线钡剂造影提示食管腔轮廓欠规则，食管全程黏膜皱襞不规则迂曲增粗，呈蚯蚓状改变，但管壁蠕动存在，钡剂通过尚顺利，符合食管静脉曲张表现。结合患者临床表现及影像学特征，考虑为中重度食管静脉曲张并破裂出血。

病例 5　男，55 岁，主诉：发现肝硬化 16 年，间断上腹部胀痛 1 个月。食管钡剂造影图像示食管中下段管壁欠光滑，黏膜表面欠光整，局部呈蚯蚓状改变，未见明确破坏表现，管壁柔软，蠕动存在（图6-5A ~ C）。横断位静脉期 CT 图像示肝形态失常，边缘呈波浪状改变；食管下段管壁不规则增厚，为黏膜下迂曲扩张静脉造成（图6-5D）。冠状位静脉期 CT 图像示肝体积缩小，被膜欠光整，实质强化不均匀，食管黏膜下迂曲扩张静脉致食管下段管壁不规则增厚（图6-5E）。

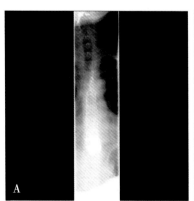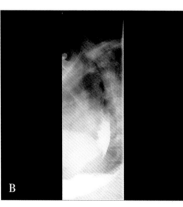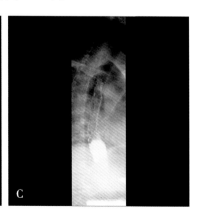

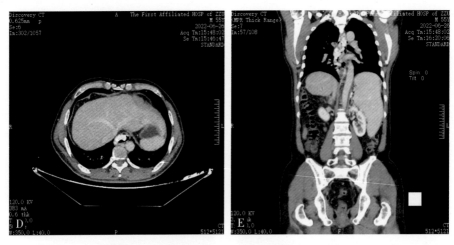

A. 正位 X 线造影图像;B. 左前斜位 X 线造影图像;C. 右前斜位 X 线造影图像;D. 横断位静脉期 CT 图像;E. 冠状位静脉期 CT 图像

图 6-5 肝硬化合并食管静脉曲张 X 线钡剂造影及 CT 表现(病例 5)

诊断思路

55 岁男性,以"发现肝硬化 16 年,间断上腹部胀痛 1 个月"为主诉入院。体检可见肝掌、腹壁静脉曲张、脾大等体征。X 线钡剂造影可见食管中下段黏膜下静脉曲张的典型影像学征象,CT 增强检查证实了患者存在肝硬化合并门静脉高压,结合患者临床表现及影像学特征综合考虑,诊断为肝硬化、门静脉高压(食管静脉曲张)。

病例 6　男,57 岁,主诉:发现肝硬化 5 年,间断性呕血 1 年。食管钡剂 X 线造影图像示食管中下段管壁欠光滑,黏膜表面欠光整,局部呈蚯蚓状改变,未见明确破坏表现,管壁柔软,蠕动存在(图 6-6A~D)。横断位静脉期 CT 图像示肝形态失常,边缘呈波浪状改变;食管下段管壁不规则增厚,为黏膜下迂曲扩张静脉造成(图 6-6E)。冠状位静脉期 CT 图像示肝体积缩小,被膜欠光整,实质强化不均匀,食管黏膜下迂曲扩张静脉致食管下段管壁不规则增厚(图 6-6F)。

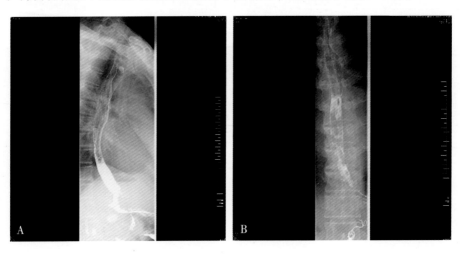

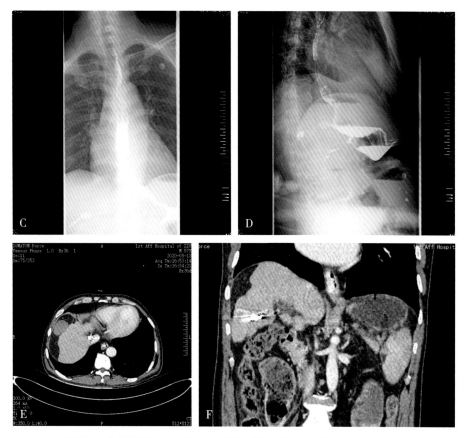

A.右前斜位 X 线造影图像;B.正位 X 线造影黏膜相图像;C.正位 X 线造影充盈相图像;D.侧位 X 线造影图像;E.横断位静脉期 CT 图像;F.冠状位静脉期 CT 图像

图6-6　肝硬化合并食管静脉曲张 X 线钡剂造影及 CT 表现(病例6)

诊断思路

57 岁男性,以"发现肝硬化 5 年,间断性呕血 1 年"为主诉入院。X 线钡剂造影示食管中下段黏膜下静脉曲张的典型影像学征象,CT 增强检查证实了患者存在肝硬化合并门静脉高压,结合患者的临床表现及影像学特征综合考虑,诊断为肝硬化、门静脉高压(食管静脉曲张)。

病例7　男,55 岁,主诉:结肠癌术后化疗后半年,间断性上腹部不适 3 个月。食管 X 线钡剂造影图像示食管中下段壁欠光滑,黏膜表面欠光整,局部呈蚯蚓状改变,未见明确破坏表现,管壁柔软,蠕动存在(图6-7A、B)。横断位静脉期 CT 图像示食管下段管壁不规则增厚,为黏膜下迂曲扩张静脉造成(图6-7C、D)。

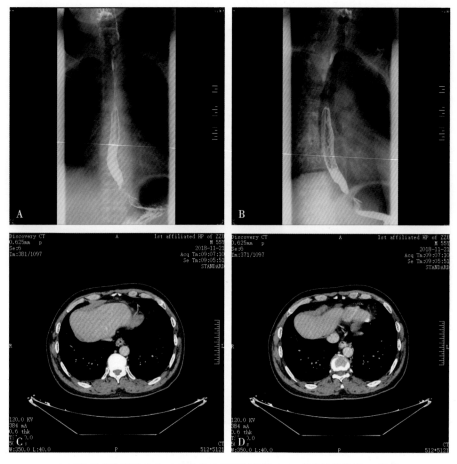

A. 正位 X 线造影图像;B. 右前斜位 X 线造影图像;C、D. 横断位静脉期 CT 图像

图 6-7　食管静脉曲张 X 线钡剂造影及 CT 表现

诊断思路

　　55 岁男性,以"结肠癌术后化疗后半年,间断性上腹部不适 3 个月"为主诉入院。X 线钡剂造影图像可见食管中下段黏膜下静脉曲张的典型影像学征象,CT 增强检查可见曲张食管静脉强化,结合患者的临床表现及影像学特征综合考虑诊断为食管静脉曲张。

　　病例 8　女,58 岁,主诉:间断腹胀、黑便 1 周。食管 X 线钡剂造影图像示食管中下段前壁欠光滑,黏膜表面欠光整,局部呈蚯蚓状改变,管壁柔软,蠕动存在(图 6-8A、B)。横断位静脉期 CT 图像示肝形态失常,边缘呈锯齿状改变;食管下段管壁不规则增厚为黏膜下迂曲扩张静脉造成(图 6-8C、D)。矢状位及冠状位静脉期 CT 图像示肝体积缩小,被膜欠光整,实质强化不均匀,食管黏膜下迂曲扩张静脉致食管下段管壁不规则增厚(图 6-8E、F)。

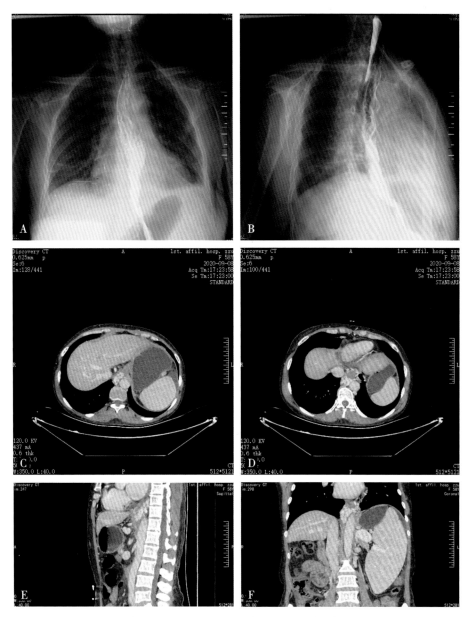

A. 正位 X 线造影图像;B. 右前斜位 X 线造影图像;C、D. 横断位静脉期 CT 图像;E. 矢状位静脉
期 CT 图像;F. 冠状位静脉期 CT 图像

图 6-8　食管静脉曲张 X 线钡剂造影及 CT 表现

诊断思路

　　58 岁女性,以"间断腹胀、黑便 1 周"为主诉入院。X 线钡剂造影图像可见食管中下段黏膜下静
脉曲张的典型影像学征象,CT 增强检查证实了患者存在肝硬化合并门静脉高压,结合患者的临床表
现及影像学特征综合考虑,诊断为肝硬化、门静脉高压(食管静脉曲张)。

《临床要点》

食管静脉曲张可以发生在食管黏膜下及食管周围静脉丛。根据发生曲张起始部位的不同,其可分为下行性和上行性两类。下行性食管静脉曲张较少见,常由甲状腺肿瘤等颈部病变引起。上行性食管静脉曲张最常见,常由腹部疾患所造成,最常见的原因是肝硬化所致的肝内静脉回流受阻;其次是由于脾静脉系统栓塞所致的肝外静脉阻塞。此类静脉曲张是门静脉高压的重要并发症,发生率占食管静脉曲张的80%~90%,故一般所讲的食管静脉曲张是指上行性食管静脉曲张。

食管静脉曲张的临床症状主要为不同程度的上消化道出血。曲张静脉破裂后,患者出现呕血、黑便等,严重者可导致休克、死亡。

食管静脉曲张的影像学诊断目前仍以 X 线钡剂造影为主,严重者 CT 检查也能显示良好。若有肝硬化等明确病史,结合影像学表现比较容易确定诊断。

【影像学表现】

1.X 线造影表现　①病变早期食管下段见局限性黏膜增宽,稍迂曲,皱襞呈虚线状;②随病变加重,增粗迂曲的静脉突入腔内,X 线造影显示管壁边缘明显不规则;③晚期食管管腔明显扩张,不易收缩,对比剂排空延迟,黏膜皱襞近乎消失,可见蚯蚓状和串珠样的充盈缺损。

2.CT 表现　增强三维重建可以明确曲张的范围及程度,尤其对食管旁静脉曲张及静脉曲张硬化治疗后随访有一定价值。CT 表现为食管管壁增厚,管腔不规则,常合并胃底静脉曲张,除食管黏膜下或食管旁区外,肝胃韧带区可以出现卵圆形或葡萄状软组织影,增强扫描可以显示明显强化的迂曲血管团,呈持续延迟性强化。

3.超声表现　曲张静脉表现为无回声区,呈圆形、卵圆形及管形,分布于管腔强回声的周边或食管壁内,走向与食管长轴一致。曲张严重者,无回声区呈蜂窝状,广泛分布于食管壁、管腔内及食管周围,使食管境界不清而无法分辨管壁和管腔回声。

4.DSA 表现　多采用经肠系膜上动脉插管的间接门静脉造影,表现为门静脉的延迟显影、主管径增宽,肝内分支呈枯树枝状,对比剂经胃冠状静脉逆行至迂曲扩张的食管静脉。

5.MRI 表现　MR 门静脉造影加最大密度投影(MIP)重建可显示曲张的食管静脉网,其效果近似于血管造影,典型的食管静脉曲张可表现为食管下段周围静脉、胃冠状静脉、胃短静脉及奇静脉呈圆条状、蚯蚓状扩张、迂曲。

【鉴别诊断】

1.空气泡或唾液　空气泡或唾液造成小的充盈缺损影酷似食管静脉曲张。但连续多次观察对比剂通过食管的表现后可以发现:空气泡所致的小充盈缺损非恒定存在,个别可以消失,而食管静脉曲张所致充盈缺损影始终存在,位置不变。

2.食管收缩波　食管 X 线钡剂造影检查时食管的第三收缩波也可造成管壁不光整,甚至呈锯齿状改变,但食管黏膜皱襞正常,无增粗。

3.食管癌 尤其是髓质型食管癌应与局限性中度以上食管静脉曲张相区别,前者管壁僵硬,管腔狭窄、固定,食管有梗阻征象;后者管壁柔软,管腔扩张良好。

参考文献

[1]刘莹,石喻,郭启勇.食管胃底静脉曲张无创性影像学诊断的研究进展[J].中国临床医学影像杂志,2017,28(6):442-444.

[2]韩昕君.肝硬化食管静脉曲张的影像学评估现状与进展[J].实用放射学杂志,2020,36(5):831-834.

[3]沈敏,朱康顺,孟晓春,等.门静脉高压症食管静脉曲张的CT诊断及出血风险预测[J].中华医学杂志,2010,90(41):2911-2915.

[4]殷小平,李彩英,梁广路,等.多层螺旋CT门静脉成像对肝硬化患者食管静脉曲张的研究[J].实用放射学杂志,2009,25(4):495-497,504.

[5]田明国,卜阳,丁荣华,等.门静脉高压症食管旁静脉的CT检查解剖特征及临床意义[J].中华消化外科杂志,2022,21(2):295-302.

[6]王亮,李永芳,张岭漪.影像学技术对肝硬化临床终点事件的预测[J].临床肝胆病杂志,2020,36(9):1936-1940.

第七章 食管炎

第一节 腐蚀性食管炎

病例1 男,59岁,主诉:吞咽困难2月余,2个月前曾误服空调清洗剂约50 mL。食管X线碘剂造影图像示食管中下段管腔多发不规则狭窄(图7-1箭头所示),最窄处呈线状,位于食管下段。狭窄段轮廓欠规整,管壁顺应性下降,对比剂通过不畅。

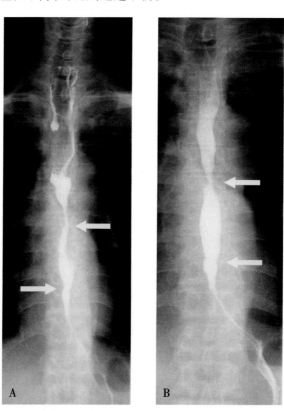

A.正位黏膜相图像;B.正位充盈相图像

图7-1 腐蚀性食管炎X线碘剂造影表现(病例1)

诊断思路

　　59 岁男性,以"吞咽困难 2 月余"为主诉入院。追加病史:2 个月前误服"高级空调翅片洗洁剂"约 50 mL 后出现咽部、胸骨后、上腹部疼痛,疼痛向后背放射,伴恶心、呕吐,呕吐少许无色液体,伴胸闷等不适。因患者存在误服腐蚀性液体病史,所以行较为安全的 X 线碘剂造影检查。造影图像可见食管中下段多发节段性狭窄,局部狭窄较为明显,狭窄段管壁欠光整,顺应性下降,对比剂通过受阻。患者有明确的误服腐蚀性液体病史,结合造影图像提示食管中下段多发、程度不一的管腔狭窄,可以明确诊断为腐蚀性食管炎。

　　病例 2　女,32 岁,主诉:误服烧碱 20 天余,胸痛伴吞咽困难 20 天余。食管 X 线碘剂造影图像示食管腔内留置管影,食管上段见局限性管腔狭窄(图 7-2A 箭头所示),管壁僵硬,管腔扩张受限(图 7-2B、C 箭头所示)。

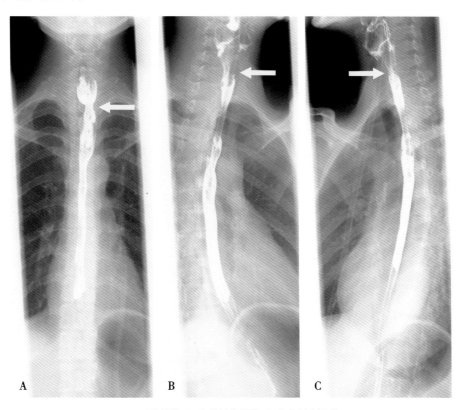

A. 正位图像;B. 右前斜位图像;C. 左前斜位图像
图 7-2　腐蚀性食管炎 X 线碘剂造影表现(病例 2)

诊断思路

　　32 岁女性,以"胸痛伴吞咽困难 20 天余"为主诉入院。追问病史发现患者在 20 多天前有误服烧碱史,考虑为强碱引起的食管灼伤。行 X 线碘剂造影检查发现食管上段局限性管腔狭窄并管壁顺应性下降,结合患者的明确腐蚀性物品服用史,可以诊断为腐蚀性食管炎。

病例 3 女，16 岁，主诉：误服烧碱 5 d，持续性胸痛、吞咽困难 4 d 左右。食管 X 线碘剂造影图像示食管中下段管腔不规则狭窄，以中段为著，管壁边缘毛糙，见小尖角样龛影形成，病变段食管顺应性下降，蠕动明显减弱，食管上段扩张（图 7-3）。

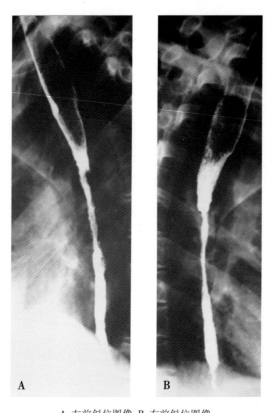

A. 左前斜位图像；B. 右前斜位图像

图 7-3 腐蚀性食管炎 X 线碘剂造影表现（病例 3）

诊断思路

16 岁女孩，以"误服烧碱 5 d，持续性胸痛、吞咽困难 4 d 左右"为主诉入院就诊。因有明确的服用腐蚀性物品病史，首先考虑食管灼伤。X 线碘剂造影检查可见食管中段管腔较长节段的明显狭窄，伴随炎症所致管壁僵硬及黏膜面多发小糜烂及溃疡形成，食管上段管腔代偿性扩张。综合患者的病史及影像学表现，可以诊断为腐蚀性食管炎。

病例 4 男，38 岁，主诉：1 个月前误饮农药，持续性吞咽困难半月余。食管 X 线碘剂造影图像示食管中段管腔明显狭窄，管壁毛糙，对比剂通过受阻，狭窄段以上食管管腔扩张（图 7-4）。

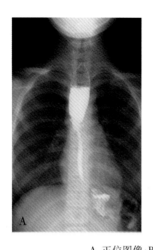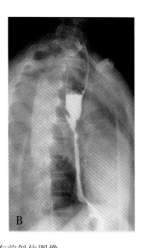

A. 正位图像;B. 右前斜位图像

图7-4 腐蚀性食管炎 X 线碘剂造影表现(病例4)

诊断思路

38 岁男性,因误饮农药后出现症状,持续性吞咽困难半月余后就诊,结合病史首先考虑为食管腐蚀性损伤。食管造影可见食管中段管腔明显狭窄,管壁毛糙,对比剂通过受阻,狭窄段以上食管管腔扩张。综合患者病史及影像学表现,诊断为腐蚀性食管炎。

病例5 男,47 岁,主诉:误服烧碱后胸痛、吞咽困难3 月余。食管 X 线碘剂造影图像示食管中下段节段性管腔狭窄,管壁扩张受限,对比剂通过欠顺畅,狭窄段以上管腔可见扩张(图7-5)。

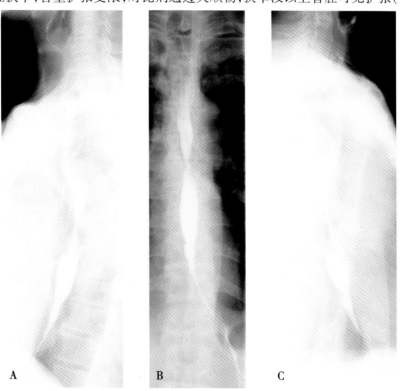

A. 左前斜位图像;B. 正位图像;C. 右前斜位图像

图7-5 腐蚀性食管炎 X 线碘剂造影表现(病例5)

诊断思路

47岁男性,因误服烧碱后胸痛、吞咽困难3月余就诊,结合病史,首先考虑为强碱引起的食管损伤。食管造影见食管中下段节段性狭窄,管腔扩张受限,对比剂通过欠顺畅。综合患者病史及影像学表现,诊断为腐蚀性食管炎。

病例6　男,27岁,主诉:1个月前误饮"敌百虫"两瓶后吞咽困难。食管X线碘剂造影图像示食管中段管腔明显狭窄,管腔扩张受限,对比剂通过受阻,狭窄段以上食管管腔扩张(图7-6)。

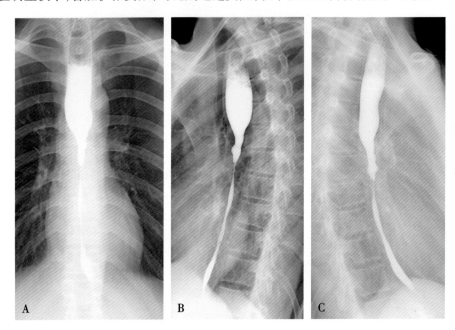

A. 正位图像;B. 左前斜位图像;C. 右前斜位图像

图7-6　腐蚀性食管炎X线碘剂造影表现(病例6)

诊断思路

27岁男性,误饮"敌百虫"后出现症状,结合病史首先考虑为化学试剂引起的食管损伤。食管造影示食管中段管腔明显狭窄,管腔扩张受限,对比剂通过受阻,狭窄段以上食管管腔扩张。综合患者病史及影像学表现,诊断为腐蚀性食管炎。

临床要点

腐蚀性食管炎是由误服或吞服腐蚀剂而引起的食管灼伤。腐蚀剂包括酸性液体,如浓盐酸、硫酸、硝酸、碳酸;碱性溶液,如苛性钠、钾及农村用作肥料的氨水、医用消毒的来苏尔溶液及脚气药水、有机溶液等。

患者吞服腐蚀剂后即感口腔、咽喉及胸骨后有烧灼感或剧痛，常伴有恶心、呕吐、咽下困难及吞咽痛，严重者可出现高热、呕血、休克等。损伤较多的是食管中下段。轻者仅表现为黏膜表浅的充血、水肿，约10 d内痊愈，不留瘢痕；重者可导致黏膜糜烂、溃疡、出血，甚至穿孔，后者多数发生在腐蚀剂停留最久的部位，如食管的生理性狭窄处，形成较重的灼伤，穿孔后造成化学性纵隔炎，可能很快导致死亡。

X线检查应在急性炎症消退后进行，以了解并确定食管狭窄的部位和程度，还可明确梗阻部位周围的炎症情况，有无溃疡等。若疑有食管穿孔或因有咽下困难，对比剂可能反流入呼吸道时，宜选用碘剂造影。

【影像学表现】

1. X 线造影表现　取决于病变发展阶段与损伤程度。病变较轻者，早期食管下段痉挛，黏膜正常或增粗扭曲；后期可不留痕迹或轻度狭窄，狭窄段边缘光整，与正常段移行过渡。病变较重者，受累食管长度增加，但由于腐蚀剂在食管上段停留时间短，一般食管上段损伤常较轻，常以中下段为主，边缘呈锯齿状与串珠状，甚至可呈下段管腔逐渐闭塞，呈鼠尾状或漏斗状。狭窄一般为向心性，可呈连续状也可呈间断状，食管黏膜平坦消失或呈息肉样增粗形成充盈缺损。狭窄上段常有轻度扩张。有食管穿孔时可见对比剂进入纵隔内，食管气管瘘者则可见到支气管显示对比剂。

2. CT 表现　CT对于腐蚀性食管炎的诊断可以起到辅助作用。根据腐蚀性食管炎的发生和发展过程，不同时期腐蚀性食管炎也会出现不同的CT表现。典型的腐蚀性食管炎表现为中下段狭窄区管壁呈不规则性增厚，密度偏低，食管外缘模糊，周围脂肪线消失，病变段以上食管有不同程度扩张。

【鉴别诊断】

依据吞服腐蚀剂的病史与食管造影所见即可对腐蚀性食管炎做出诊断。值得注意的是，灼伤后的食管癌变率极高，应注意日后的随访复查。若食管灼伤后某段管腔突然狭窄，狭窄段以上食管扩张显著，或狭窄段在短期内明显延长，应予高度警惕，需进一步检查除外癌变可能。

第二节　反流性食管炎

病例1　男，42岁，主诉：腹痛20 d，加重1 d。上消化道X线碘剂造影示食管下段管壁黏膜毛糙、欠规整，右侧卧位可见对比剂反流入食管，胃呈钩型，胃黏膜增粗，胃内见潴留液（图7-7）。

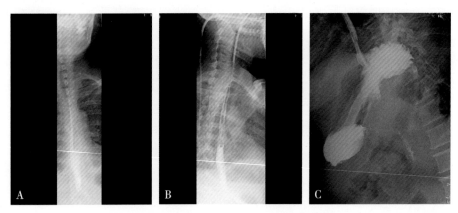

A.正位图像;B.右前斜位图像;C.右侧卧位图像

图7-7 反流性食管炎X线碘剂造影表现

诊断思路

42岁男性,以"腹痛20 d,加重1 d"为主诉入院。病史:20 d前无明显诱因出现腹部隐痛症状,每次痛3~4 h,可耐受,与体位无关,饭后加重,睡醒后加重,伴恶心、呃逆、打嗝、腹胀、心慌,无反酸烧心、无腹泻、无胸闷、无下肢水肿。1 d前腹痛症状加重,疼痛剧烈,不可耐受,伴恶心呕吐,无法坐立。X线碘剂造影可见贲门反流的典型征象,综合考虑诊断为反流性食管炎。

病例2 男,69岁,主诉:反酸烧心、胸痛1个月,呕血4 h。上消化道钡剂造影图像示食管腔通畅,管壁柔软,食管下段管壁稍欠光整,黏膜皱襞增粗,食管胃角变钝,仰卧位可见少量钡剂反流入食管下段(图7-8A、B)。内镜检查图像示进镜距门齿32 cm以下可见食管左侧壁黏膜充血,血管纹理紊乱(图7-8C)。

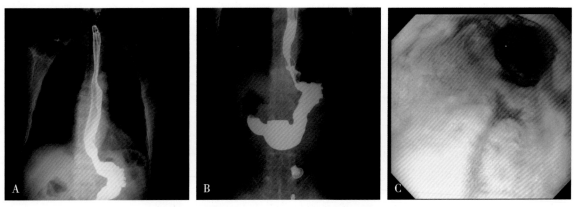

A.正位食管X线造影图像;B.仰卧位上消化道X线造影图像;C.内镜图像

图7-8 反流性食管炎X线钡剂造影及内镜表现

诊断思路

　　69岁男性,以"反酸烧心、胸痛1个月,呕血4h"为主诉入院。胸痛为烧灼样疼痛,无背部放射痛,4h前患者无诱因出现呕血,量约20 mL,颜色鲜红,无憋喘,无气促,无咳嗽、咳痰。病情稳定后行上消化道钡剂造影检查可见钡剂反流入食管下段,食管下段管壁欠光整,提示局部食管壁可能存在炎症病变。随后的内镜结果证实了消化道造影所显示的征象,可以诊断为反流性食管炎。

　　病例3　女,73岁,主诉:口苦、嗳气2年,腹痛1h。上消化道X线钡剂造影图像示食管各段管腔通畅,蠕动存在,中下段食管壁黏膜粗糙,黏膜相图像上管壁钡剂附着较多(图7-9A、B),右侧卧位可见钡剂反流入食管中下段管腔内(图7-9C),十二指肠降部内侧存在一较大憩室(图7-9D)。

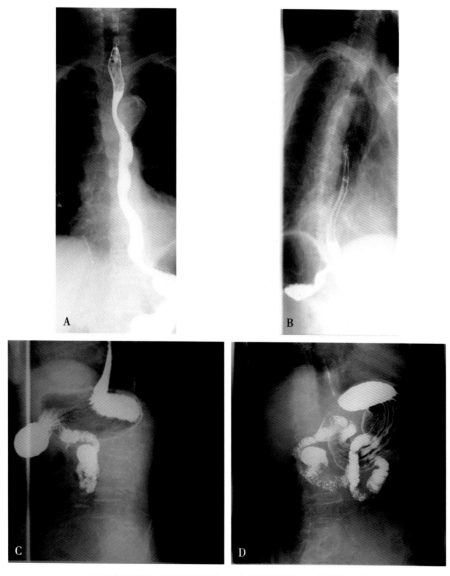

A.正位图像;B.右前斜位图像;C.右侧卧位图像;D.仰卧位图像

图7-9　反流性食管炎X线钡剂造影表现

诊断思路

73 岁女性,以"口苦、嗳气 2 年,腹痛 1 h"为主诉入院。2 年内疾病发作时自行服用"奥美拉唑、吗丁啉"等药物后,症状有好转。上消化道 X 线钡剂造影检查提示胃食管反流合并食管中下段管壁炎症表现,结合患者的临床症状,可以初步诊断为反流性食管炎。可以在患者身体条件允许的情况下进一步行内镜检查,以证实反流性食管炎的诊断,并排除其他上消化道疾病。

临床要点

反流性食管炎是胃食管反流的一种类型,属于上消化道运动障碍性疾病。食管黏膜损伤主要是胃酸的作用,当 pH≤2.0 时,胃蛋白酶充分活化时增强了食管黏膜的损伤作用。十二指肠液中如胆汁、胰液、结合胆盐与胰蛋白酶,尤其胰液中的卵磷脂亦可侵蚀食管黏膜,但碱性反流引起的反流性食管炎相对少见。

本病常继发食管裂孔疝,晚期可因瘢痕而致食管狭窄。引起本病的主要原因为食管下端括约肌功能及膈肌裂孔钳闭作用减弱,食管胃之间锐角(His 角)变钝甚至消失,食管排空功能及食管黏膜防御机制下降等。临床表现为餐后 1~2 h 胸骨后烧灼痛、心绞痛样疼痛、反酸、嗳气,甚至可引起吞咽困难、呕血等。反流性食管炎一般可采用内镜检查,同时也可以采用食管 pH 测定、食管压力测定、上消化道气钡双重造影等手段辅助诊断。

【影像学表现】

1. X 线造影表现 X 线钡剂造影检查对反流性食管炎敏感性不高,在轻型病例常无阳性发现,或仅可见食管下段数厘米至十几厘米的轻微痉挛性改变,管壁光滑规则,偶见锯齿状第三收缩波;炎症进展时可见管壁毛糙,糜烂引起的针尖状钡点,或星芒状、网织交错之线样龛影,以及增生组织所致的颗粒状改变,管壁轻度变形而欠规则;病变晚期瘢痕形成,引起食管腔狭窄,其上段食管扩张,管壁偏移、毛糙,边缘呈毛刺状,狭窄与正常段分界不清,呈移行状。部分患者可显示滑动性食管裂孔疝,特征为横膈上方有疝囊,疝囊上方见狭窄的食管。

2. 内镜表现 内镜检查可将反流性食管炎分为巴雷特(Barrett)食管、糜烂性食管炎和非糜烂性反流性食管炎。反流性食管炎主要表现为不同程度的黏膜侵蚀,严重者可发生溃疡甚至食管狭窄。

【鉴别诊断】

反流性食管炎的特征性表现为胸骨后烧灼痛,且与体位有明显关系。双对比剂造影检查时,早期不易发现异常,而中晚期又难与其他食管炎鉴别,故常需结合病史及内镜检查与实验室检查确诊。反流性食管炎引起食管严重狭窄与短缩时,应与硬化型食管癌鉴别。前者狭窄的食管壁与正常部分分界不明显,呈渐进性,狭窄段常有小龛影,而后者狭窄段与正常食管分界清晰,狭窄段较短,多<3 cm。

第三节　真菌性食管炎

病例　男,73岁,主诉:间断发热1月余。食管X线钡剂造影图像示食管下段管腔轮廓尚光整,管壁稍僵硬(图7-10A、B)。横断位CT平扫纵隔窗图像示食管中段管壁无明显增厚(图7-10C)。内镜图像示食管黏膜充血,见散在"豆腐渣样"附着物(图7-10D)。

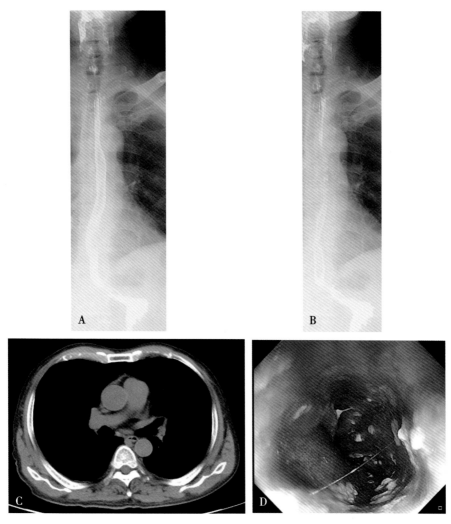

A. 正位X线造影充盈相图像;B. 正位X线造影黏膜相图像;C. 横断位CT平扫图像;D. 内镜图像

图7-10　真菌性食管炎X线钡剂造影、CT及内镜表现

诊断思路

73岁男性,临床症状不典型。以"间断发热1月余"为主诉,对症治疗后热退。20天余前出现上腹部疼痛、食欲减退。食管X线钡剂造影图像示食管下段管壁稍僵硬,其他无异常征象;CT平扫图像示食管中段管壁无增厚表现,周围脂肪间隙清晰。但内镜下见食管散在白色絮状附着物及黏膜充血表现。本例的诊断主要依靠内镜检查结果,影像学检查没有特征性表现。

临床要点

真菌性食管炎是由真菌侵入食管黏膜造成感染引起的食管炎,是食管炎中的一种特殊类型。常见的致病真菌主要是白念珠菌、放线菌、毛霉菌等,其中以白念珠菌最常见。该病的发生可能与慢性病发展、抗生素的滥用及机体自身免疫力下降等因素造成患者消化道、呼吸道正常菌群失调相关。

真菌性食管炎各年龄均可发病,无特异的临床表现。患者通常感觉吞咽痛,尤其是在进食和吞咽唾液时加重,病情发展到食管狭窄时会出现吞咽困难。同时可以伴随反酸、烧心、上腹痛、恶心呕吐等。内镜是真菌性食管炎的主要检查手段。

【影像学表现】

1. X线造影表现　病变处黏膜皱襞增粗、紊乱。中度者无溃疡形成,可见多发、大小不一的网格状充盈缺损及絮状物影。食管黏膜皱襞增粗、紊乱甚至扭曲,可见食管痉挛。较重者有细小的溃疡形成,絮状物影明显,可见斑块样充盈缺损,有纵行趋势。黏膜皱襞明显增粗、紊乱、扭曲,食管蠕动减弱,可见痉挛波。食管黏膜散在分布的点状豆腐渣样附着物在X线造影时表现为管壁上粟粒样充盈缺损。

2. 内镜表现　轻者表现为食管黏膜散在点状豆腐渣样附着物或奶酪样物,不易冲掉,黏膜轻度充血、无溃疡。重者表现为弥漫分布呈大片白膜,可见片样溃疡,有时可见大量白色豆腐渣样附着物。

【鉴别诊断】

1. 食管静脉曲张　患者多伴有肝炎、肝功能异常等基础疾病,其充盈缺损多为典型串珠样或蚯蚓状。

2. 产气剂颗粒及气泡　在双对比剂造影中,真菌性食管炎还需与未完全溶解的产气剂颗粒及气泡进行鉴别。后者在透视下可以随钡剂一起流入胃内或者破裂消失。

参考文献

[1]王欣,何夕昆.治疗腐蚀性食管炎反复扩张后再狭窄1例报告[J].中国内镜杂志,2012,18(3):336.

[2]韩新巍,吴刚,陈建立,等.过氧乙酸腐蚀性食管炎的X线和CT对照研究[J].中华放射学杂志,2005,39(9):971-973.

[3]刘晓菲,赵绿洲,卢涛.胃食管反流病的影像学诊断方法[J].实用放射学杂志,2022,38(4):590-591,607.

[4]姜佳丽,王虹,王敏丽,等.反流性食管炎的临床研究[J].中华内科杂志,2002,41(12):822-824.

[5]虎金朋,牛敏,杨珍,等.真菌性食管炎650例临床分析[J].中华消化病与影像杂志(电子版),2019,9(4):152-155.

[6]尹成方,赵慧娟,焉鹏,等.真菌性食管炎X线造影与内镜表现对照[J].中华消化内镜杂志,2008,25(9):482-484.

第八章　食管外压性疾病

病例1　男,52岁,主诉:间断腹胀4年余,进食不畅4个月。横断位CT平扫图像可见食管上段旁纵隔内肿大淋巴结影(图8-1A);冠状位动脉期CT图像见病灶呈轻-中度强化(图8-1B);胃镜可见食管外压性隆起(图8-1C);超声内镜(EUS图像)见食管外压性隆起(图8-1D)。

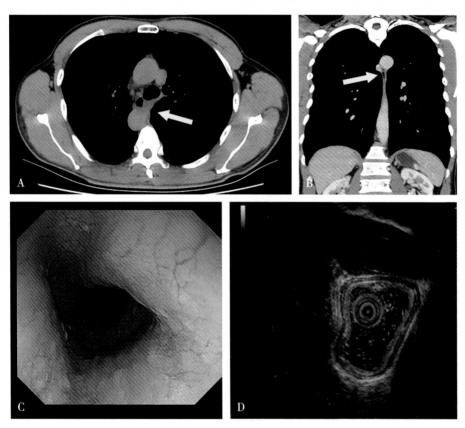

A.横断位CT平扫图像;B.冠状位动脉期CT图像;C.胃镜图像;D.EUS图像

图8-1　食管外压CT、胃镜及EUS表现

诊断思路 |||

52岁男性,以"间断腹胀4年余,进食不畅4个月"为主诉入院,查体可见腹平坦。腹部无压痛、反跳痛。CT检查表现为食管上段旁纵隔内肿大淋巴结影。胃镜及EUS呈现食管外压性隆起,结合病史考虑食管外压性病变。

病例2 男,52岁,主诉:进食不畅10年余。食管造影正位图像示食管上段外压切迹(图8-2A、B箭头所示);食管造影侧位图像示食管上段呈外压性改变(图8-2C,图8-2D箭头所示);矢状位、冠状位动脉期CT图像示主动脉压迫食管(图8-2E、F箭头所示)。

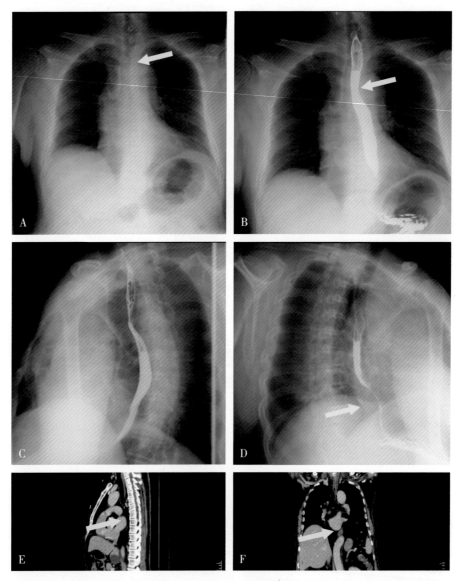

A.正位X线造影黏膜相图像;B.正位X线造影充盈相图像;C.左前斜位X线造影图像;D.右前斜位X线造影图像;E.矢状位动脉期CT图像;F.冠状位动脉期CT图像

图8-2 食管外压X线造影及CT表现

诊断思路

52岁男性,以"进食不畅10年余"为主诉入院,查体可见腹平坦,腹部无压痛、反跳痛。CT表现为主动脉压迫食管上段管壁,管腔轻度狭窄。食管造影显示食管上段外压切迹形成。结合病史,考虑为食管外压性病变(肿大淋巴瘤)。

病例 3　女,57 岁,主诉:体检发现食管黏膜隆起 1 年左右。横断位 CT 平扫图像示食管上段管壁旁软组织密度影(图 8-3A 箭头所示);CT 增强扫描图像示食管周围迂曲增粗的血管,局部食管管腔受压改变(图 8-3B、C 箭头所示);EUS 图像示食管外压性隆起(图 8-3D);矢状位、冠状位静脉期 CT 图像示软组织密度影与邻近大血管强化程度一致(图 8-3E、F 箭头所示)。

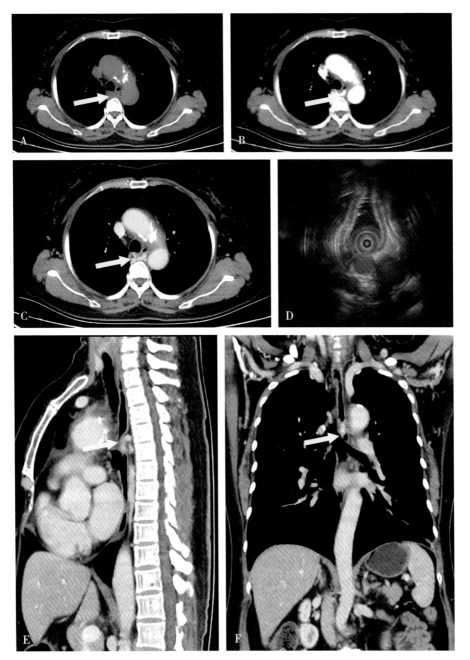

A.横断位 CT 平扫图像;B.横断位动脉期 CT 图像;C.横断位静脉期 CT 图像;D. EUS 图像;
E.矢状位静脉期 CT 图像;F.冠状位静脉期 CT 图像

图 8-3　食管外压 CT 及 EUS 表现

诊断思路

57 岁女性，以"体检发现食管黏膜隆起 1 年左右"为主诉入院，查体可见腹平坦，腹部无压痛、反跳痛。CT 检查表现为食管上段管壁周围迂曲血管，局部食管呈受压改变，结合病史考虑食管外压性病变(增强迂曲血管)。

病例 4　女,73 岁,主诉:间断性胸闷 3 年左右,加重 4 d。既往病史提示二尖瓣轻度狭窄伴重度关闭不全。食管 X 线钡剂造影正位及双斜位图像示食管中下段外压性改变,食管黏膜完整,轮廓光滑,未见明确充盈缺损及异常扩张,钡剂通过顺利(图 8-4)。

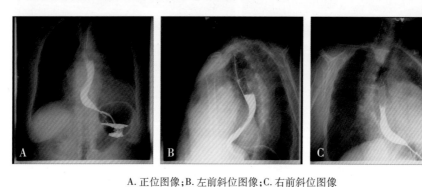

A. 正位图像;B. 左前斜位图像;C. 右前斜位图像

图 8-4　心脏增大致食管受压 X 线钡剂造影表现

诊断思路

73 岁女性,以"间断性胸闷 3 年左右,加重 4 d"为主诉入院。既往病史提示二尖瓣轻度狭窄伴重度关闭不全。食管 X 线钡剂造影图像示食管中下段外压性改变,黏膜光整、轮廓光滑,未见明确充盈缺损及异常扩张,钡剂通过顺利。患者有心脏病病史,透视见心影(左心房)增大,食管中下段受压首先考虑心脏增大(左心房)导致。

病例 5　男,63 岁,主诉:间断性反酸 3 d。食管 X 线钡剂造影正位及双斜位图像示食管黏膜完整,中下段可见迂曲外压性改变,管壁柔顺性及扩张性正常,蠕动排空正常,未见明确充盈缺损。钡剂通过贲门顺利(图 8-5)。

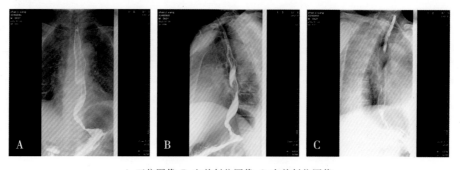

A. 正位图像;B. 左前斜位图像;C. 右前斜位图像

图 8-5　降主动脉致食管受压 X 线钡剂造影表现

【诊断思路】

63 岁男性,以"间断性反酸 3 d"为主诉入院。食管 X 线钡剂造影图像示食管中下段迂曲外压性改变,管壁柔顺性及扩张性正常,透视见胸主动脉迂曲,考虑食管中下段外压性改变为降主动脉迂曲所致。

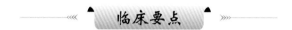

临床要点

食管是位于后纵隔的肌性管道,周围解剖结构复杂。食管的外压和牵拉是食管因附近结构和器官的病变产生的机械性影响,造成食管的移位和变形。吞咽困难为本病最典型的临床表现。常见的病因包括脊柱病变、心血管系统病变、食管周围纵隔占位、肺部及胸膜病变等。这些因素均可对食管造成压迫和牵拉。颈椎及上段胸椎的前缘即为食管,椎体前缘的骨质增生会直接压迫食管,形成一个或数个局限性压迹。心血管系统因素,如迷走右锁骨下动脉、右主动脉弓、降主动脉迂曲增宽及主动脉瘤均可压迫食管,对食管形成一个或数个不同程度的弧形压迹。其中,迷走右锁骨下动脉为主动脉弓部的一种先天畸形,一般在第 4 颈椎至第 4 胸椎间,80% 位于食管后方。严重的风湿性心脏病造成的左心房极度增大也会对食管产生推压。纵隔占位因素主要是中后纵隔的占位,可直接压迫食管引起吞咽困难,例如原发性淋巴瘤、神经源性肿瘤及前肠源性囊肿等。转移性、结核性、炎性淋巴结肿大等也可压迫食管产生压迹。此外,肺部及胸膜病变,如肺不张、肺结核、大量胸腔积液、张力性气胸等,也可造成食管的移位和变形。

【影像学表现】

1. X 线造影表现　食管外压及牵拉性病变可表现为食管的受压、牵拉、分流、绕流、钡剂通过受阻等征象,但扩张及受压部分食管管壁柔软,黏膜无明显破坏,通过变换体位可观察到食管病变的部位,部分能明确或推测外压的原因。

2. CT 表现　CT 可以更加直观地了解食管受压及牵拉部位周围的解剖结构。结合增强检查及多平面重建,能够明确食管外压及牵拉病变的诊断,有助于进一步明确外压及牵拉的原因。

【鉴别诊断】

1. 食管恶性肿瘤　食管 X 线造影图像示黏膜皱襞中断、消失,管腔狭窄,管壁僵硬,可出现腔内龛影等一系列恶性征象。

2. 食管平滑肌瘤　其充盈缺损边缘光滑锐利,肿瘤与周边被钡剂涂布勾画而形成"环形征"。

3. 贲门失弛缓症　食管下端自上而下逐渐狭窄,呈漏斗状或鸟嘴状,狭窄段长短不一,边缘光滑,质地柔软,黏膜皱襞正常,呈光滑的细条状。

参考文献

[1] 张文谦,李辉,苗劲柏,等.右主动脉弓致食管外压性狭窄一例[J].中国胸心血管外科临床杂志,2010,17(1):40.

[2] 华胸怀,张玮,李印.主动脉弓右降畸形压迫食管误诊为食管平滑肌瘤一例[J].中华消化内镜杂志,2014,31(7):388.

第九章　食管良性肿瘤

病例 1　女,51 岁,主诉:体检发现食管占位。横断位 CT 平扫图像可见食管下段环绕管壁生长的椭圆形软组织密度影,病灶边界清晰,密度均匀(图 9-1A);冠状位、矢状位静脉期 CT 图像示病灶长轴与食管长轴不一致,食管管腔受压变扁偏向一旁(图 9-1B、C);病理苏木精-伊红(H-E)染色图像示梭形细胞瘤,考虑平滑肌瘤(图 9-1D)。

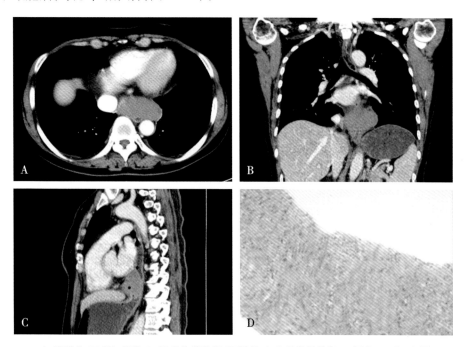

A.横断位 CT 平扫图像;B.冠状位静脉期 CT 图像;C.矢状位静脉期 CT 图像;D.病理图像

图 9-1　食管平滑肌瘤 CT 及病理表现

诊断思路 ▌▌▌

　　51 岁女性,以"体检发现食管占位"为主诉入院,腹平坦,腹部无压痛、反跳痛。CT 图像示食管下段环绕管壁生长的椭圆形软组织密度影,边界清晰,密度均匀。其长轴与食管长轴不一致,食管管腔受压变扁偏向一旁。从病变形态特点分析,倾向良性病变,结合穿刺活检病理,诊断为食管平滑肌瘤。

病例2　男,45岁,主诉:固体食物吞咽困难数个月。斜位食管造影图像可见食管中段卵圆形充盈缺损,边缘光滑整齐,对比剂通过顺利(图9-2A);侧位造影图像可见钡剂环绕涂布,呈边界光滑的新月形充盈缺损(图9-2B)。

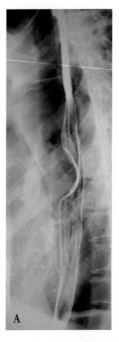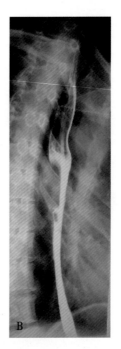

A. 左前斜位图像;B. 右前斜位图像

图9-2　食管平滑肌瘤X线钡剂造影表现

诊断思路

45岁男性,以"固体食物吞咽困难数个月"为主诉入院,腹部无压痛。食管造影图像可见食管中段卵圆形充盈缺损。边缘光滑整齐,呈边界光滑的新月形充盈缺损。结合患者的临床表现及典型影像特征,拟诊断为食管良性病变,符合平滑肌瘤的典型造影表现。

病例3　男,48岁,主诉:间断吞咽不适3年余。食管正位及斜位X线钡剂造影图像示食管中段左侧壁凸向腔内"半球状"充盈缺损影(图9-3A箭头所示),基底部长约3 cm,表面光滑,钡剂通过呈绕流表现,病变处食管黏膜皱襞展平(图9-3B箭头所示),管腔偏心性狭窄,管壁无僵硬表现。食管中段病变水平横断位CT平扫图像示食管中段左侧壁局部增厚,病变段食管轮廓清晰(图9-3C)。消化内镜图像示距门齿29～31 cm处食管左侧壁黏膜下隆起,呈半球状,黏膜表面光滑(图9-3D)。病灶活检病理图像示平滑肌瘤(图9-3E)。

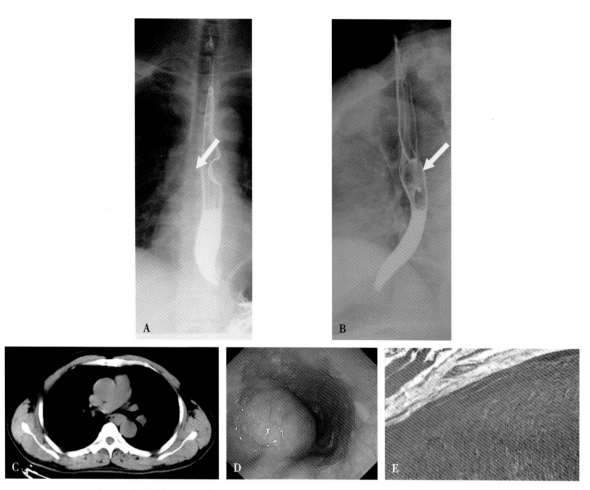

A. 正位 X 线造影图像；B. 左前斜位 X 线造影图像；C. 横断位 CT 平扫图像；D. 内镜图像；E. 病理图像

图 9-3　食管平滑肌瘤 X 线钡剂造影、CT、内镜及病理表现（病例 3）

诊断思路

　　48 岁男性，以"间断吞咽不适 3 年余"为主诉就诊，需首先排查食管功能及器质性病变。食管 X 线钡剂造影发现食管中段左侧壁突向腔内丘状充盈缺损影，局部管壁黏膜面光整，病变与正常食管壁分界清晰，下缘交界处接近直角，局部管壁无明显僵硬表现；根据造影表现，可以诊断食管黏膜下病变，平滑肌瘤的可能性最大。但最终确诊仍需要内镜病理活检或病变切除病理学检查。

　　病例 4　男，45 岁，主诉：反酸、烧心 2 年。食管正位造影图像示食管中上段一类圆形充盈缺损影，边缘光滑（图 9-4A）；斜位造影图像示食管中上段充盈缺损影周围钡剂环绕涂布，呈环形征，周围食管柔软（图 9-4B）。横断位 CT 平扫图像示食管中上段约气管分叉附近层面不规则增厚（图 9-4C）；横断位静脉期 CT 图像示食管中上段管壁增厚，增强扫描后呈轻度均匀强化（图 9-4D）；矢状位、冠状位静脉期 CT 图像示食管中上段管壁增厚，管腔狭窄，病灶以上食管管腔扩张积液（图 9-4E、F）。消化内镜图像示进镜距门齿 28～31 cm 食管后壁见一黏膜下隆起，表面光滑，基底部无蒂（图 9-4G）。病灶活检病理图像为平滑肌瘤（图 9-4H）。

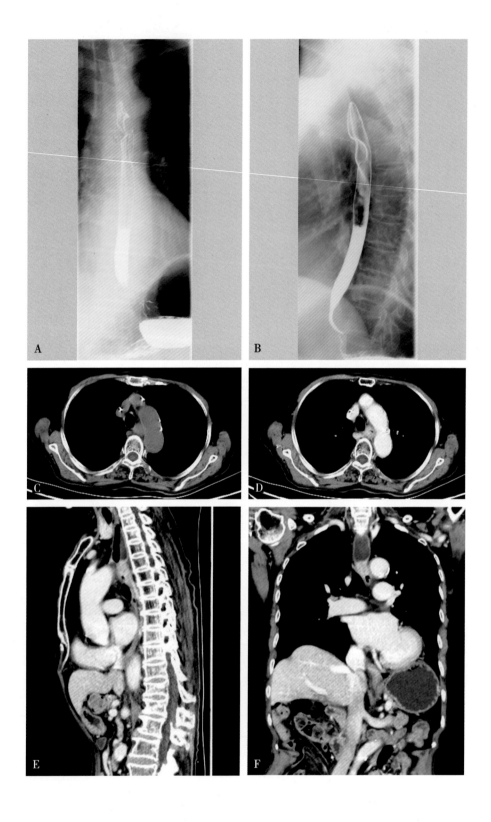

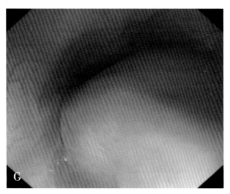
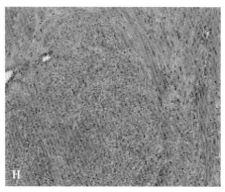

A.正位 X 线造影图像;B.左前斜位 X 线造影图像;C.横断位 CT 平扫图像;D.横断位静脉期 CT 图像;E.矢状位静脉期 CT 图像;F.冠状位静脉期 CT 图像;G.内镜图像;H.病理图像

图9-4 食管平滑肌瘤 X 线钡剂造影、CT、内镜及病理表现(病例4)

诊断思路

45 岁男性,以"反酸、烧心 2 年"为主诉入院。胃肠造影图像可见食管中段不规则充盈缺损典型征象,界清,管腔狭窄,局部管壁柔软,CT 图像表现为食管中上段气管分叉附近层面不规则增厚,增强扫描后呈轻度均匀强化。结合患者病史及影像典型征象综合考虑,符合食管平滑肌瘤的诊断思路。

病例5 男,24 岁,主诉:体检发现食管占位。横断位 CT 平扫图像示食管下段近贲门处管壁明显增厚(图9-5A);横断位动脉期 CT 图像示增厚的管壁呈轻-中度强化,强化尚均匀(图9-5B);冠状位、矢状位动脉期 CT 图像示病灶形态(图9-5C、D)。内镜下见食管下段管壁隆起(图9-5E)。病理 H-E 染色图像示鳞状上皮乳头样增生(图9-5F)。

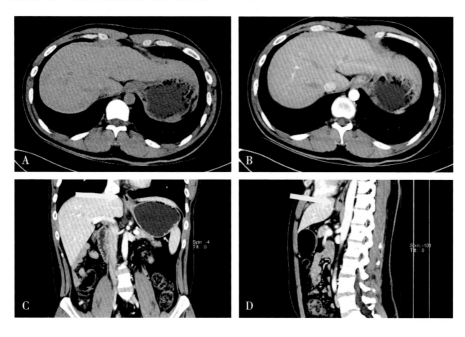

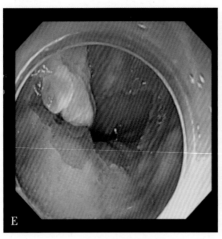
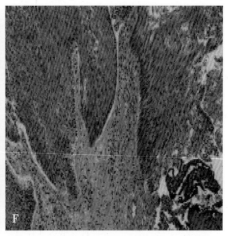

A. 横断位 CT 平扫图像;B. 横断位动脉期 CT 图像;C. 冠状位动脉期 CT 图像;D. 矢状位动脉期 CT 图像;E. 内镜图像;F. 病理图像

图9-5　食管乳头状瘤CT、内镜及病理表现

诊断思路

24 岁男性,以"体检发现食管占位"为主诉入院。体格检查腹部无压痛。CT 图像示食管下段近贲门处管壁增厚,增强扫描呈轻-中度强化,强化尚均匀。食管下段及胃周无明显肿大淋巴结,病灶未见明显恶性征象,全身无其他异常病灶。综合考虑,食管良性病变可能,病理证实为食管乳头状瘤。

病例6　男,31岁,主诉:吞咽困难 5 年余。横断位 CT 平扫图像示食管中上段管壁边缘类圆形软组织密度影,呈浅分叶状,向腔内生长(图 9-6A);横断位动脉期 CT 图像示病灶呈轻度强化(图 9-6B);冠状位、矢状位动脉期 CT 图像示病灶形态(图 9-6C、D 箭头所示)。病灶在超声内镜下表现为食管黏膜下局限性隆起改变(图 9-6E)。病理 H-E 染色图像示食管梭形细胞瘤(图 9-6F)。

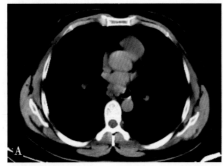
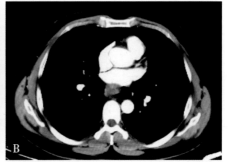

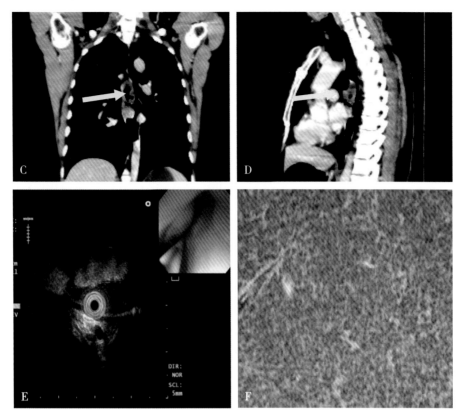

A.横断位 CT 平扫图像;B.横断位动脉期 CT 图像;C.冠状位动脉期 CT 图像;D.矢状位动脉期 CT 图像;E.EUS 图像;F.病理图像

图9-6 食管间质瘤 CT、EUS 及病理表现

诊断思路 ▮▮▮

31 岁男性,以"吞咽困难 5 年余"为主诉入院。体格检查未见明显异常体征。CT 图像示食管中上段管壁边缘类圆形软组织密度影,呈浅分叶状,向腔内生长,增强动脉期病灶呈轻度强化。病灶周边未见明显肿大淋巴结。病灶在 EUS 下表现为食管黏膜下局限性隆起改变。结合 CT 及 EUS 表现提示食管良性肿瘤,病理证实为食管间质瘤。

病例 7 女,56 岁,主诉:吞咽困难 10 年余,加重 1 周。横断位 CT 平扫图像示食管颈段气管左后方类圆形软组织密度影,边界清晰,密度均匀,跨食管壁向外生长,食管管腔明显狭窄,气管轻度受压(图 9-7A);横断位动脉期 CT 图像示病灶呈轻-中度强化,强化均匀(图 9-7B)。病灶 EUS 图像所见:距门齿 16~22 cm 处食管见巨大不规则隆起,距门齿 20 cm 以下可见食管四壁黏膜欠光滑,贲门黏膜正常,齿状线清晰。食管病灶处呈低回声改变,疑起源于固有肌层,局部横断面大小约1.8 cm×1.9 cm(图 9-7C)。病理 H-E 染色示食管神经鞘瘤(图 9-7D)。

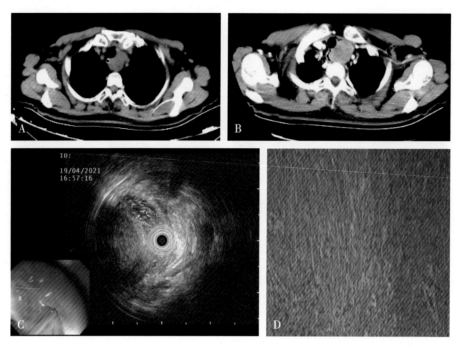

A.横断位 CT 平扫图像;B.横断位动脉期 CT 图像;C.EUS 图像;D.病理图像

图 9-7　食管神经鞘瘤 CT、EUS 及病理表现

诊断思路

　　56 岁女性,以"吞咽困难 10 年余,加重 1 周"为主诉入院。体格检查未见明显异常体征。CT 平扫图像示食管颈段气管左后方类圆形软组织密度影,边界清晰,密度均匀,向食管壁外生长,食管管腔明显狭窄,气管轻度受压,增强呈"渐进性"强化,强化均匀;EUS 下表现为食管四壁黏膜欠光滑,病灶处呈低回声改变,疑起源于固有肌层。结合 CT 及 EUS 表现,倾向于食管良性肿瘤的诊断思路。病理证实为食管神经鞘瘤。

临床要点

　　食管良性肿瘤较为少见,仅占食管肿瘤的 1%。食管良性肿瘤按组织起源分类可分为两大类。①上皮源性:包括由鳞状上皮发生的乳头状瘤和囊肿及由腺上皮发生的腺瘤和息肉。②非上皮源性:包括肌瘤,如平滑肌瘤、纤维肌瘤、脂肪肌瘤等,血管起源的血管瘤和淋巴管瘤,以及中胚叶其他肿瘤,如脂肪瘤、网织内皮瘤、神经纤维瘤及骨软骨瘤等。此外,还包括异位的胃黏膜、胰腺、皮脂腺、甲状腺等。食管良性肿瘤患者半数以上早期无明显症状,随着肿瘤逐渐增大向腔内生长,可出现异物感、胸骨后不适或吞咽困难。当肿瘤向管壁外生长,压迫邻近组织时,可诱发胸闷、胸痛、咳嗽、呼吸困难等。肿瘤发生溃疡可引起疼痛或出血。食管良性肿瘤中最常见的为平滑肌瘤,其余类型的良性肿瘤发生率不及 1%。这些类型食管良性肿瘤的影像表现大致同平滑肌瘤,影像学鉴别困难。消化道内镜是发现和诊断食管良性肿瘤的首选方法。

【影像学表现】

1.X 线造影表现　作为诊断食管良性肿瘤的首选检查方法。正位食管造影图像表现为圆形或卵圆形充盈缺损,对比剂通过顺利;侧位图像显示边界光滑的新月形或分叶状偏心性充盈缺损,有时对比剂可呈现瀑布征或涂抹征。肿瘤表面黏膜无破坏,黏膜皱襞被拉宽、展平,管腔横径扩张。肿块的边缘与正常食管界限清晰,上下相邻管壁柔软。

2.CT 表现　局限性、椭圆形或长条形病灶,多平面重建图像显示其长轴与食管长轴不一致;部分病灶可腔内外同时生长,分叶状肿物的内缘与正常食管壁呈边缘规整的多角状扩张管腔,局部可形成类似"龛影样"凹陷,但其边缘光滑。增强扫描呈轻-中度强化。

3.超声表现　边界清楚、均匀的低回声肿块。EUS 可显示食管壁层次,是食管良性肿瘤诊断及鉴别诊断的可靠手段之一。

【鉴别诊断】

1.食管癌　食管癌多呈环周生长或偏心性生长,相应层面管腔狭窄,病灶内缘不光整。黏膜皱襞破坏,杂乱无章,不规则,部分病灶表面存在较深凹陷。CT 表现为食管受累段食管管壁不规则增厚或肿块,管壁僵硬,管腔局限性狭窄,增强扫描呈明显强化。

2.食管淋巴瘤　为单发或多发的食管黏膜下结节或肿块,结节互相融合后其黏膜局部增粗、增厚、扭曲,形似"静脉曲张样"改变。

3.食管囊肿　是罕见的先天性变异,可位于食管壁内或食管旁,CT 表现为圆形或卵圆形阴影,其内呈水样密度。

参考文献

[1]王庆彬,马效德,吴希,等.食管平滑肌瘤的影像学表现[J].医学影像学志,2001,11(5):323-324.

[2]王永岗,张汝刚,欧阳忠,等.食管平滑肌瘤的诊断及外科治疗[J].中华肿瘤杂志,2002,24(4):394-396.

[3]李新炜,彭怀斌.食管间质瘤消化钡餐、MSCT 影像学表现及与病理学特征对照分析[J].中国 CT 和 MRI 杂志,2022,20(3):62-63,79.

[4]郭亚鹏,邝世晏,曾新艳,等.食管间质瘤的诊断和治疗[J].现代肿瘤医学,2011,19(12):2446-2447.

[5]孙琳琳,陈婧,丁博闻,等.食管神经鞘瘤影像表现与病理分析[J].中国医学计算机成像杂志,2021,27(6):510-515.

第十章 食管癌

病例 1　男,63 岁,主诉:进食哽噎感 6 月余。双斜位 X 线造影图像示食管中段不规则充盈缺损影,长约 8.3 cm(图 10-1A、B 箭头所示),管腔不规则偏心性狭窄,管壁僵硬,黏膜相图像见表面有较深溃疡,黏膜破坏中断。横断位 CT 平扫图像可见食管中段管壁不均匀增厚,管腔狭窄(图 10-1C 箭头所示);横断位动脉期 CT 图像示食管中段病灶呈明显强化,左主支气管后壁呈受压改变,与胸主动脉分界尚清(图 10-1D 箭头所示);冠状位、矢状位 CT 图像示食管中段管壁不规则增厚,管腔明显狭窄(图 10-1E、F 箭头所示)。

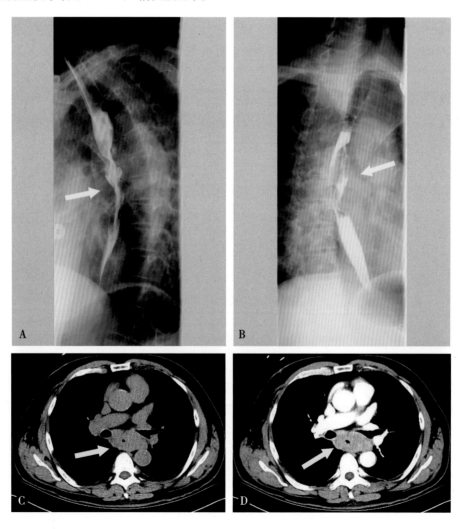

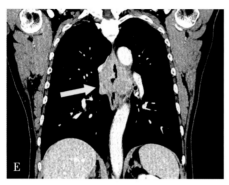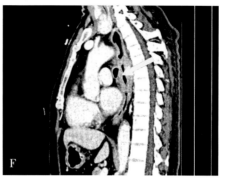

A. 左前斜位 X 线造影图像；B. 右前斜位 X 线造影图像；C. 横断位 CT 平扫图像；D. 横断位动脉期 CT 图像；E. 冠状位 CT 图像；F. 矢状位 CT 图像

图 10-1 溃疡型食管癌 X 线造影及 CT 表现（病例 1）

诊断思路

63 岁男性，以"进食哽噎感 6 月余"为主诉就诊。X 线造影图像示食管中段不规则充盈缺损，病变表面可见溃疡，病变处管壁僵硬，蠕动消失，黏膜破坏中断。CT 图像示病变处管壁不均匀增厚，管腔狭窄，增强病灶呈明显强化。结合患者典型临床症状和 X 线、CT 图像所示恶性病变的典型特征综合考虑，诊断为溃疡型食管癌。

病例 2　男，65 岁，主诉：进食哽噎感 3 月余。正、斜位 X 线造影图像示食管中下段突向腔内充盈缺损，长约 6.0 cm，病变段管腔偏心性狭窄，表面见溃疡，管壁僵硬，黏膜破坏中断（图 10-2A、B 箭头所示）。横断位 CT 平扫图像示食管中下段管壁增厚，管腔狭窄（图 10-2C 箭头所示）；横断位动脉期、静脉期 CT 图像示食管中下段管壁增厚，呈明显强化，与胸主动脉右前缘管壁分界不清（图 10-2D、E 箭头所示）；冠状位静脉期 CT 图像示食管中下段管壁明显增厚，管腔狭窄（图 10-2F 箭头所示）。

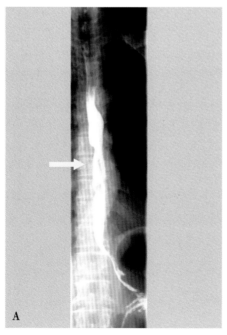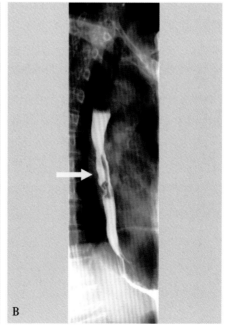

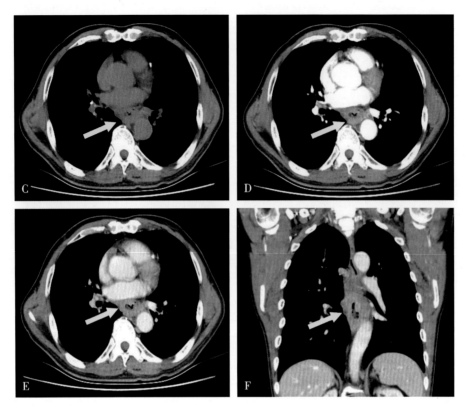

A.正位 X 线造影图像；B.右前斜位 X 线造影图像；C.横断位 CT 平扫图像；D.横断位动脉期
CT 图像；E.横断位静脉期 CT 图像；F.冠状位静脉期 CT 图像

图 10-2　溃疡型食管癌 X 线造影及 CT 表现（病例 2）

诊断思路

　　65 岁男性，以"进食哽噎感 3 月余"为主诉入院。X 线造影图像示食管中下段充盈缺损，病变段
管腔偏心性狭窄，表面见溃疡，管壁僵硬伴黏膜破坏；CT 图像示食管中下段管壁增厚，管腔狭窄，增
强扫描呈明显强化。结合患者临床症状及典型影像学表现，综合考虑为溃疡型食管癌。

　　病例 3　男，70 岁，主诉：进食哽噎感 20 天余。正位 X 线造影黏膜相图像示食管中段管壁僵
硬，黏膜破坏（图 10-3A 箭头所示）；斜位 X 线造影图像示病变段管腔狭窄，管壁僵硬，病灶表面可
见溃疡，长度约 5 cm（图 10-3B 箭头所示）。横断位 CT 平扫图像示食管中段管壁增厚，管腔狭窄
（图 10-3C 箭头所示）；横断位静脉期 CT 图像示食管中段管壁增厚，呈明显不均匀强化，病变与胸
主动脉分界清晰（图 10-3D 箭头所示）；矢状位、冠状位静脉期 CT 图像示食管中段管壁增厚并呈明
显不均匀强化（图 10-3E、F 箭头所示）。活检病理图像示鳞状细胞癌（图 10-3G）。

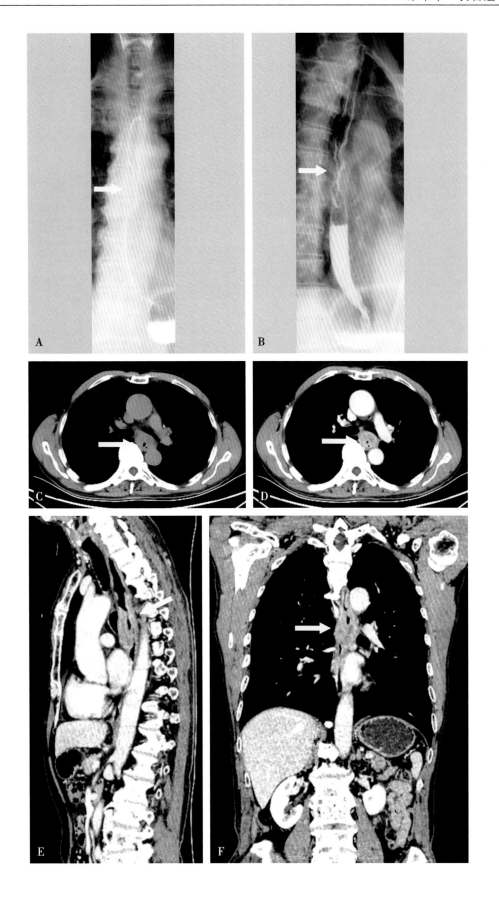

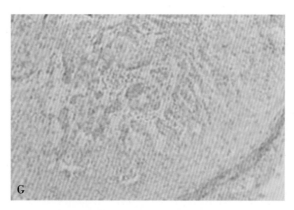

A. 正位 X 线造影黏膜相图像;B. 右前斜位 X 线造影图像;
C. 横断位 CT 平扫图像;D. 横断位静脉期 CT 图像;E. 矢状位静脉
期 CT 图像;F. 冠状位静脉期 CT 图像;G. 病理图像

图 10-3　溃疡型食管癌 X 线造影、CT 及病理表现

诊断思路

　　70 岁男性,以"进食哽噎感 20 天余"为主诉入院。X 线造影图像示食管中段管腔不规则狭窄,管壁僵硬,黏膜破坏;CT 图像示食管中段管壁明显增厚,呈明显不均匀强化。该病例临床症状典型,影像特征突出,综合考虑诊断为溃疡型食管癌。

　　病例 4　男,42 岁,主诉:进行性吞咽困难 20 d。正、斜位 X 线造影图像示食管中下段管腔内偏心性充盈缺损,最大径线约为 6.8 cm,局部管壁僵硬,黏膜破坏(图 10-4A、B 箭头所示)。横断位 CT 平扫图像示食管中下段管壁增厚,可见肿块突入管腔内(图 10-4C 箭头所示);横断位动脉期 CT 图像示病变呈明显强化(图 10-4D 箭头所示);冠状位、矢状位动脉期 CT 图像示病变呈椭圆形肿块突入食管腔内(图 10-4E、F 箭头所示)。

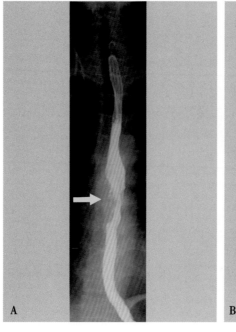
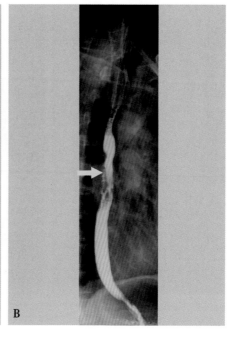

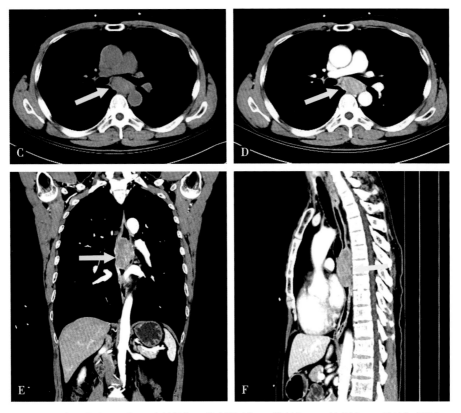

A.正位 X 线造影图像;B.右前斜位 X 线造影图像;C.横断位 CT 平扫图像;D.横断位动脉期
CT 图像;E.冠状位动脉期 CT 图像;F.矢状位动脉期 CT 图像

图 10-4 蕈伞型食管癌 X 线造影及 CT 表现

【诊断思路】

42 岁男性,以"进行性吞咽困难 20 d"为主诉就诊。X 线造影图像示食管中下段管腔内偏心性充盈缺损,局部管壁僵硬伴黏膜破坏中断;CT 图像示食管中下段管壁增厚伴肿块影,增强呈明显强化。多平面重建图像显示病变呈肿块影突入管腔内。结合患者临床症状及典型影像表现,综合考虑为蕈伞型食管癌。

病例 5　男,70 岁,主诉:吞咽困难 1 个月。食管正位 X 线造影图像示食管中段突向腔内充盈缺损影,长约 4.8 cm(图 10-5A 箭头所示);左前斜位 X 线造影图像示病变段管腔不规则状狭窄,对比剂通过纤细,管壁僵硬,表面见浅溃疡(图 10-5B 箭头所示)。横断位 CT 平扫图像示食管中下段管壁弥漫性增厚,向腔内突出,管腔狭窄(图 10-5C 箭头所示);横断位静脉期 CT 图像示食管中下段管壁增厚,呈轻-中度强化(图 10-5D 箭头所示);矢状位、冠状位 CT 平扫图像示食管中下段病灶向腔内突出,管腔不规则狭窄(图 10-5E、F 箭头所示)。胃镜图像示食管四壁黏膜隆起,表面糜烂,食管管腔狭窄;食管活检病理为鳞状细胞癌(图 10-5G)。

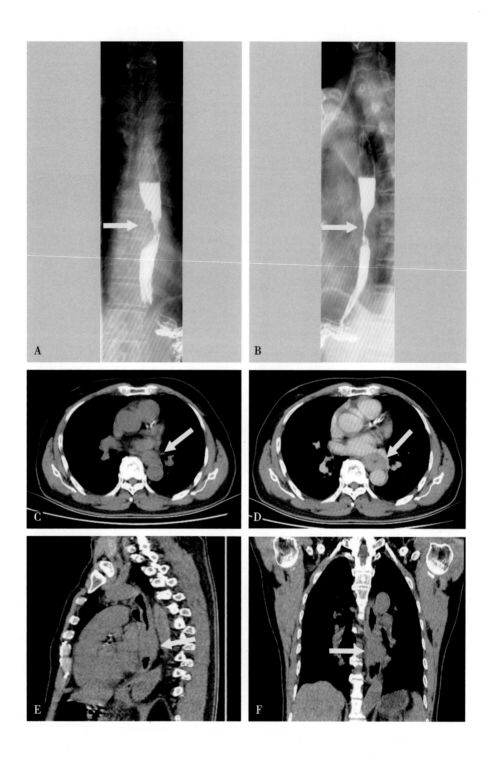

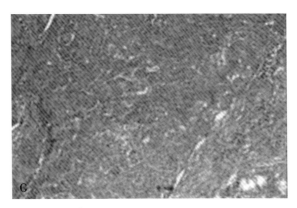

A.正位 X 线造影图像;B.左前斜位 X 线造影图像;C.横断位
CT 平扫图像;D.横断位静脉期 CT 图像;E.矢状位 CT 平扫图像;
F.冠状位 CT 平扫图像;G.病理图像

图 10-5 蕈伞型食管癌 X 线造影、CT 及病理表现

诊断思路

70 岁男性,以"吞咽困难 1 个月"为主诉入院。食管造影示食管中段突向腔内充盈缺损影。病变段管腔不规则状狭窄,对比剂通过纤细,管壁僵硬,表面见浅溃疡;CT 示食管中下段管壁弥漫性增厚,向腔内突出,管腔狭窄,呈轻-中度强化。结合患者胃镜图像特点,综合考虑诊断为中晚期蕈伞型食管癌,食管活检确诊为鳞状细胞癌。

病例6　女,72 岁,主诉:吞咽困难 1 月余。正位 X 线造影图像示食管中段不规则充盈缺损影,管壁僵硬,长度约 6 cm(图 10-6A 箭头所示);右前斜位 X 线造影图像示病变段管腔不规则狭窄,黏膜破坏(图 10-6B 箭头所示)。横断位 CT 平扫图像示食管中段管壁不均匀环形增厚,管腔明显狭窄(图 10-6C 箭头所示);横断位静脉期 CT 图像示病变呈明显均匀强化(图 10-6D 箭头所示);矢状位、冠状位静脉期 CT 图像示病变呈肿块样突入食管腔内(图 10-6E、F 箭头所示)。内镜示食管前壁及右壁不规则隆起,管腔狭窄(图 10-6G)。活检病理为鳞状细胞癌(图 10-6H)。

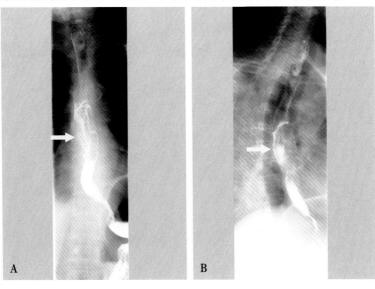

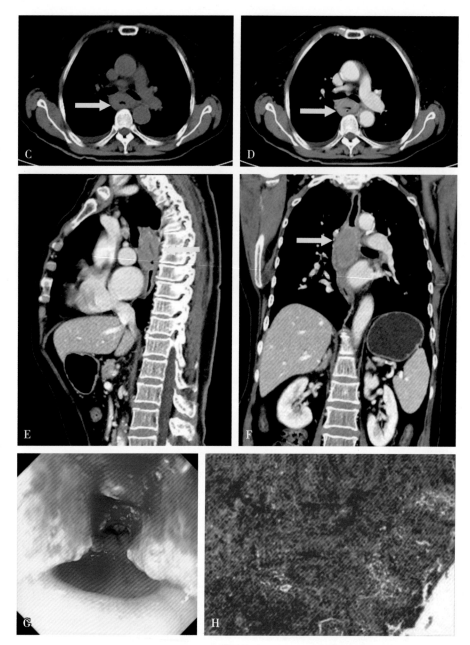

A.正位 X 线造影图像；B.右前斜位 X 线造影图像；C.横断位 CT 平扫图像；D.横断位静脉期 CT 图像；E.矢状位静脉期 CT 图像；F.冠状位静脉期 CT 图像；G.内镜图像；H.病理图像

图 10-6　髓质型食管癌 X 线造影、CT、内镜及病理表现（病例 6）

诊断思路

72 岁女性，以"吞咽困难 1 月余"为主诉就诊。X 线造影示食管中段不规则充盈缺损，累及范围较长，病变段管腔不规则狭窄，管壁僵硬，黏膜破坏；CT 示食管中段管壁不均匀增厚，管腔明显狭窄，呈明显强化。结合患者临床症状及典型影像表现，综合考虑为髓质型食管癌。

病例7　女，66 岁，主诉：吞咽困难 2 月余。正位 X 线造影图像示食管中段不规则充盈缺损影，长约 5 cm，管壁僵硬，扩张受限（图 10-7A 箭头所示）；斜位 X 线造影图像示病变段管腔狭窄，管壁僵硬，边缘毛糙，黏膜破坏中断（图 10-7B 箭头所示）。横断位 CT 平扫图像示食管中段管壁不均匀增厚，管腔狭窄（图 10-7C 箭头所示）；横断位静脉期 CT 图像示食管中段管壁增厚，呈中度强化（图 10-7D 箭头所示）；矢状位、冠状位静脉期 CT 图像示食管中段管壁增厚，管腔不规则狭窄，左主支气管受压变窄（图 10-7E、F 箭头所示）。内镜图像示食管壁不规则结节样隆起，管腔狭窄（图 10-7G）。食管活检病理为鳞状细胞癌（图 10-7H）。

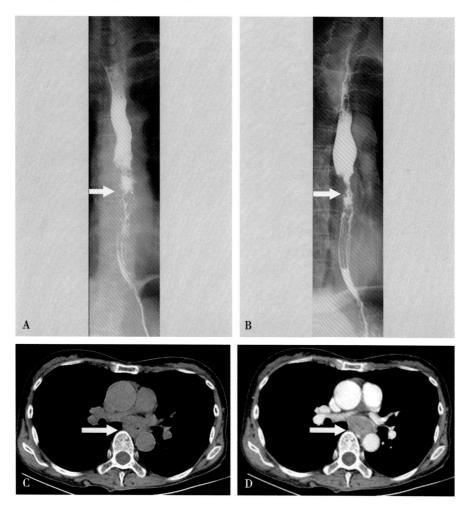

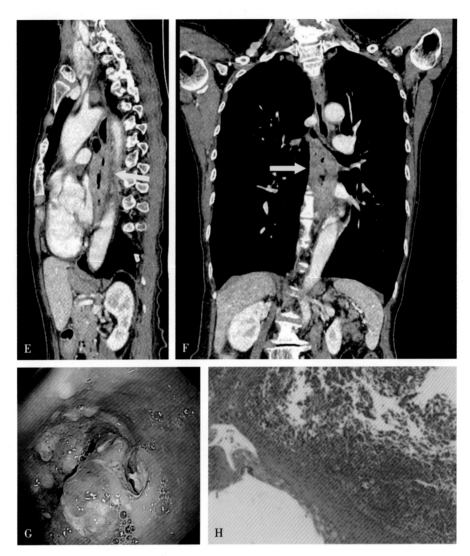

A. 正位 X 线造影图像；B. 斜位 X 线造影图像；C. 横断位 CT 平扫图像；D. 横断位静脉期 CT
图像；E. 矢状位静脉期 CT 图像；F. 冠状位静脉期 CT 图像；G. 内镜图像；H. 病理图像

图 10-7　髓质型食管癌 X 线造影、CT、内镜及病理表现（病例 7）

诊断思路

66 岁女性，以"吞咽困难 2 月余"为主诉入院。食管造影示食管中段不规则充盈缺损影，管腔狭窄，管壁僵硬毛糙伴黏膜皱襞破坏中断；CT 示食管中段管壁显著增厚，管腔狭窄，增强扫描中度强化，压迫左主支气管。结合患者临床症状及影像表现，综合考虑诊断为髓质型食管癌。

病例 8　男，55 岁，主诉：进食哽噎感 1 月余。正位 X 线造影图像示食管中下段管腔局限性环形缩窄，累及范围约为 2.0 cm，较窄处管径约 4 mm，食管上中段管腔扩张，较宽处约 4.1 cm（图 10-8A 箭头所示）；右前斜位 X 线造影图像示病变段管腔环形狭窄，管壁僵硬（图 10-8B 箭头所示）。横断位 CT 平扫图像示食管上中段段扩张（图 10-8C 箭头所示）；横断位静脉期 CT 图像示食管中下段局部管壁增厚、管腔狭窄,增强扫描呈中度均匀强化(图 10-8D 箭头所示);矢状位、冠状位静脉期 CT 图像示食管上中段扩张,中下段管壁局限增厚(图 10-8E、F 箭头所示)。食管活检病理为鳞状细胞癌(图 10-8G)。

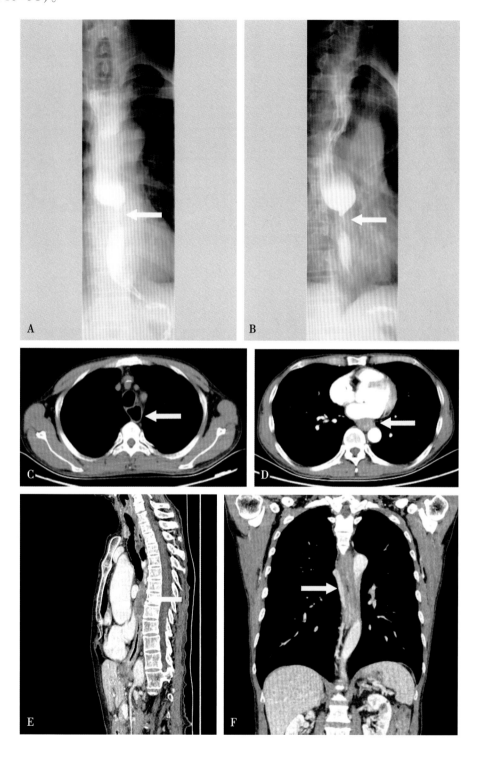

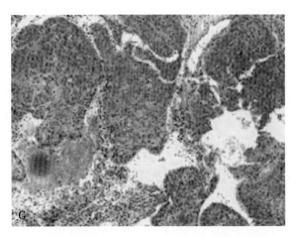

A. 正位 X 线造影图像；B. 右前斜位 X 线造影图像；C. 横断位
CT 平扫图像；D. 横断位静脉期 CT 图像；E. 矢状位静脉期 CT 图
像；F. 冠状位静脉期 CT 图像；G. 病理图像

图 10-8　缩窄型食管癌 X 线造影、CT 及病理表现

诊断思路

　　55 岁男性，以"进食哽噎感 1 月余"为主诉入院。X 线造影示食管中下段管腔环形缩窄，范围局限，管壁僵硬伴黏膜破坏，上方食管梗阻扩张明显；CT 示食管中下段管壁局限增厚，累及食管全周，管腔狭窄，增强扫描呈均匀中度强化。结合患者临床病史及影像表现，综合考虑诊断为缩窄型食管癌。

　　病例 9　女，81 岁，主诉：进食吞咽困难 2 个月。正位 X 线造影图像示食管上段管腔局限性缩窄，管壁僵硬，长度约为 2 cm，最窄处管径约 0.3 cm，上方食管扩张（图 10-9A 箭头所示）；右前斜位 X 线造影图像示病变段管腔环形狭窄，管壁僵硬，对比剂通过受阻，其上段管腔扩张，较宽处管径约 3 cm（图 10-9B 箭头所示）。横断位 CT 平扫图像示食管上段管壁局限增厚，管腔狭窄（图 10-9C 箭头所示）；横断位静脉期 CT 图像示食管上段增厚管壁呈明显强化（图 10-9D 箭头所示）；冠状位、矢状位静脉期 CT 图像示病灶明显强化，其上方管腔扩张（图 10-9E、F 箭头所示）。

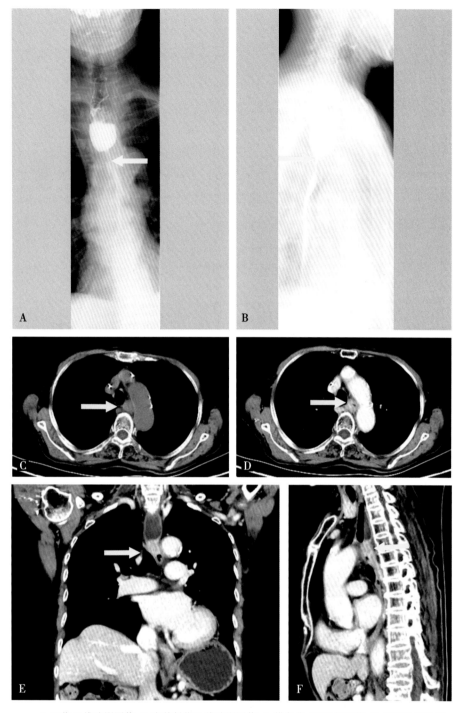

A.正位 X 线造影图像；B.右前斜位 X 线造影图像；C.横断位 CT 平扫图像；D.横断位静脉期
CT 图像；E.冠状位静脉期 CT 图像；F.矢状位静脉期 CT 图像

图 10-9 缩窄型食管癌 X 线造影及 CT 表现

诊断思路 ▌▌▌▌

81岁女性,以"进食吞咽困难2个月"为主诉入院。X线造影示食管上段管腔局限性缩窄,管壁僵硬伴黏膜破坏,对比剂通过受阻,其上段管腔扩张。CT示食管上段管壁局限性明显增厚,管腔狭窄,增强扫描呈明显强化。结合患者临床表现及影像特征综合考虑,诊断为缩窄型食管癌。

病例10　男,65岁,进食哽噎感3月余。正位X线造影图像示食管中下段突入腔内偏心性充盈缺损影,边缘尚清晰,病变处管腔增宽(图10-10A箭头所示);右前斜位X线造影图像示食管中下段肿块样充盈缺损,局部黏膜皱襞破坏中断(图10-10B箭头所示)。

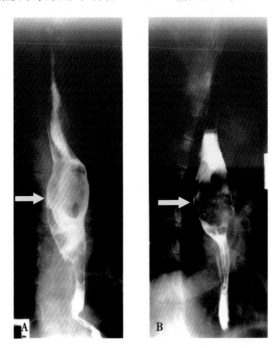

A. 正位图像;B. 右前斜位图像

图10-10　腔内型食管癌X线造影表现

诊断思路 ▌▌▌▌

65岁男性,以"进食哽噎感3月余"为主诉入院。X线造影示食管中下段突入管腔内充盈缺损伴黏膜破坏中断,局部管腔扩张。结合患者临床症状及X线造影表现,诊断为腔内型食管癌。

病例11　男,74岁,主诉:进食哽噎感6月余。横断位静脉期CT图像示食管中下段局部管壁结构模糊,未见明显异常强化(图10-11A箭头所示)。横断位MRI T_2WI图像示食管中下段局部管壁增厚,内壁不光整,呈稍高信号(图10-11B箭头所示);横断位MRI T_1WI增强扫描图像示病灶段强化的黏膜层明显增厚(图10-11C箭头所示)。内镜图像示距门齿20cm以下食管四壁黏膜欠光滑,血管纹理紊乱(图10-11D)。超声内镜图像示黏膜层增厚,部分区域黏膜下层欠清晰,固有肌层清晰(图10-11E箭头所示)。病理图像示食管黏膜面2.0cm×2.5cm粗糙区,病理H-E染色示鳞状细胞癌（图 10-11F）。

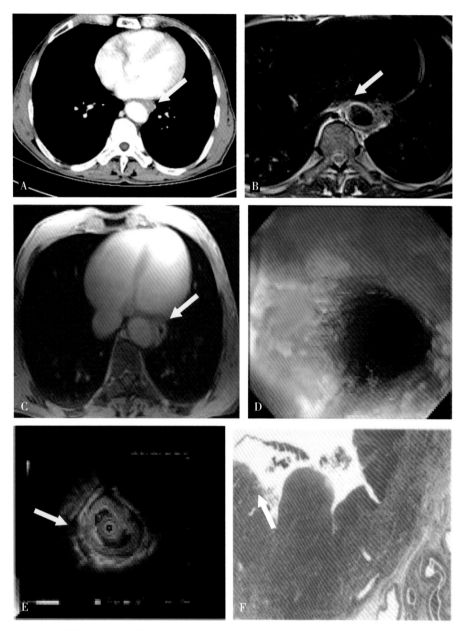

A. 横断位静脉期 CT 图像；B. 横断位 MRI T_2WI 图像；C. 横断位 MRI T_1WI 增强图像；D. 内镜
图像；E. EUS 图像；F. 病理图像

图 10-11　T_1 期食管癌 CT、MRI、内镜、超声内镜及病理表现

诊断思路

　　74 岁男性，以"进食哽噎感 6 月余"为主诉入院。静脉期 CT 图像示食管中下段局部管壁结构模
糊。MRI T_2WI 示食管中下段局部管壁增厚，内壁不光整，呈稍高信号；MRI T_1WI 增强扫描示病灶段
强化的黏膜层明显增厚；超声内镜示黏膜层增厚，部分区域黏膜下层欠清晰，固有肌层清晰。MRI
和超声内镜均倾向于病灶侵犯黏膜层。结合内镜及病理结果，本例诊断为食管癌（T_{1a} 期）。

病例 12　男,63 岁,主诉:进食吞咽困难 1 周余。横断位动脉期、静脉期 CT 图像示食管中段管壁增厚、僵硬,管腔明显狭窄,增强扫描后呈明显强化(图 10-12A、B 箭头所示)。MRI 高 b 值 DWI 图像示病灶呈高信号(图 10-12C 箭头所示);冠状位、矢状位 MRI 增强图像示病灶明显强化,累及长度约 7 cm(图 10-12D、E 箭头所示)。内镜图像示距门齿 30 cm 处食管左壁见不规则溃疡隆起性病灶,上覆污苔(图 10-12F)。超声内镜图像示食管病变处呈不均匀低回声改变,黏膜层、黏膜下层、固有肌层增厚、融合(图 10-12G 箭头所示)。病理 H-E 染色示食管鳞状细胞癌,侵犯固有肌层(图 10-12H)。

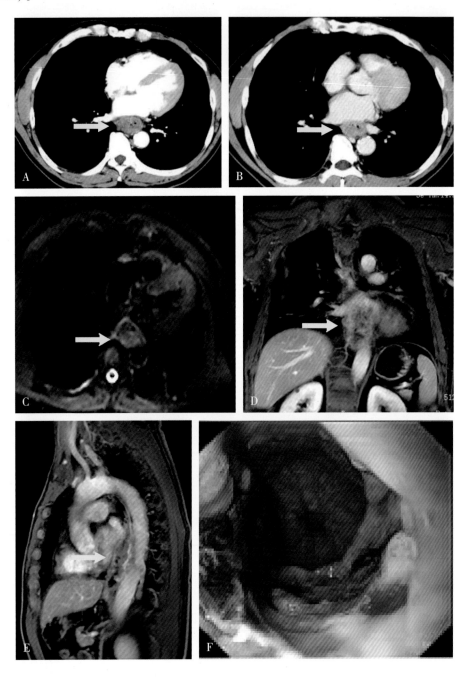

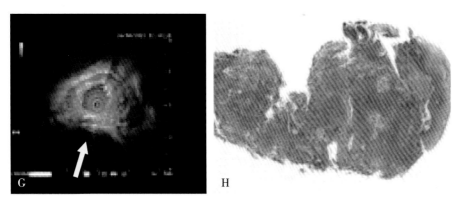

A. 横断位动脉期 CT 图像；B. 横断位静脉期 CT 图像；C. MRI DWI 图像；D. 冠状位 MRI 图像；
E. 矢状位 MRI 图像；F. 内镜图像；G. 超声内镜图像；H. 病理图像

图 10-12 T_2 期食管癌 CT、MRI、内镜、超声内镜及病理表现

诊断思路

63 岁男性，以"进食吞咽困难 1 周余"为主诉入院。CT 增强图像示食管中段管壁增厚伴管腔狭窄，增强扫描后呈明显强化；MRI DWI 图像示病灶弥散受限，增强图像示病灶明显强化；超声内镜图像示食管病变处呈不均匀低回声改变，黏膜层、黏膜下层、固有肌层增厚、融合。综合分析，本例符合食管癌 T_2 期表现。

病例 13 女，78 岁，进食后吞咽困难，伴恶心、呕吐 3 月余。横断位动脉期、静脉期 CT 图像示食管中上段管壁呈环形增厚，管腔明显狭窄，增强扫描呈明显强化（图 10-13A、B 箭头所示）。MRI 图像示食管中上段病变呈等 T_1、长 T_2 信号（图 10-13C、D 箭头所示）；MRI 高 b 值 DWI 图像示病变段食管弥散受限呈高信号（图 10-13E 箭头所示）；MRI 扫描图像示病灶明显强化，累及长度约 4 cm（图 10-13F 箭头所示）。内镜图像示距门齿约 22 cm 处新生物，表面粗糙、糜烂，呈结节状（图 10-13G）。超声图像内镜示不均匀低回声改变，黏膜层、黏膜下层、固有肌层增厚、融合，局部外膜结构消失，厚度约 0.7 cm（图 10-13H 箭头所示）。病理 H-E 染色示食管鳞状细胞癌，侵犯全层（图 10-13I）。

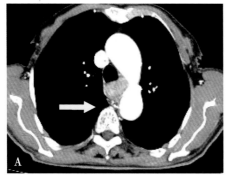
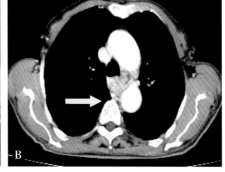

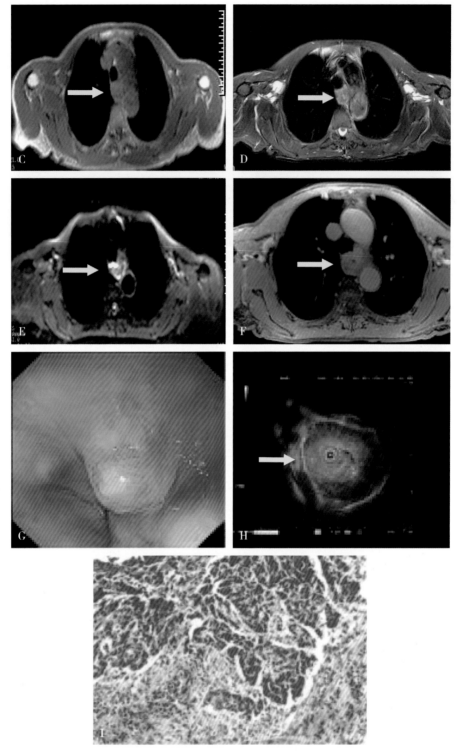

A. 横断位动脉期 CT 图像；B. 横断位静脉期 CT 图像；C. 横断位 MRI T_1WI 图像；D. 横断位 MRI T_2WI 图像；E. MRI DWI 图像；F. 横断位 MRI 图像；G. 内镜图像；H. 超声内镜图像；I. 病理图像

图 10-13　T_3 期食管癌影像（CT、MRI、内镜、超声内镜）及病理表现

> **诊断思路**

　　78 岁女性,以"进食后吞咽困难,伴恶心、呕吐 3 月余"为主诉入院。CT 增强图像示食管中上段管壁呈环形增厚,管腔明显狭窄,增强扫描呈明显强化;MRI 图像示食管中上段病变呈等 T_1、长 T_2 信号,DWI 图像示病灶弥散受限;超声内镜图像示不均匀低回声改变,黏膜层、黏膜下层、固有肌层增厚、融合,局部外膜结构消失。本例符合食管癌 T_3 期影像表现。

　　病例 14　男,54 岁,主诉:进食困难 1 月余。正位 X 线造影图像示食管上段管腔局限性狭窄,管壁僵硬,蠕动消失,黏膜破坏(图 10-14A 箭头所示);右前斜位 X 线造影图像示病变段钡剂通过受阻,梗阻以上管腔稍扩张(图 10-14B 箭头所示)。横断位静脉期 CT 图像示食管中上段管壁明显增厚,管腔狭窄,增强扫描呈轻度强化,与邻近主动脉分界不清,椎前三角受侵(图 10-14C 箭头所示);冠状位、矢状位静脉期图像示病变段管腔呈向心性狭窄(图 10-14D、E 箭头所示)。MRI T_2WI 图像示食管上段管壁明显增厚,呈稍长 T_2 信号,管壁毛糙,累及食管全周,椎前三角受侵(图 10-14F 箭头所示);MRI 高 b 值 DWI 图像示病灶局部弥散受限(图 10-14G 箭头所示);横断位、冠状位、矢状位 MRI 扫描图像示病灶明显不均匀强化(图 10-14H ~ J 箭头所示)。内镜图像示距门齿 16 ~ 21 cm 处食管环周黏膜粗糙、血管紊乱,质脆易出血(图 10-14K)。病理 H-E 染色示食管鳞状细胞癌(图 10-14L)。

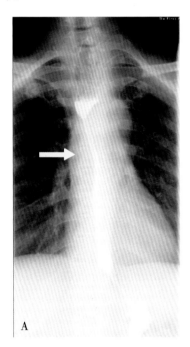
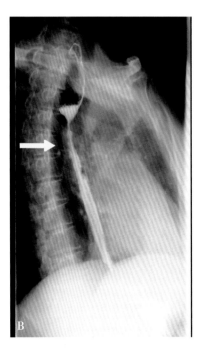

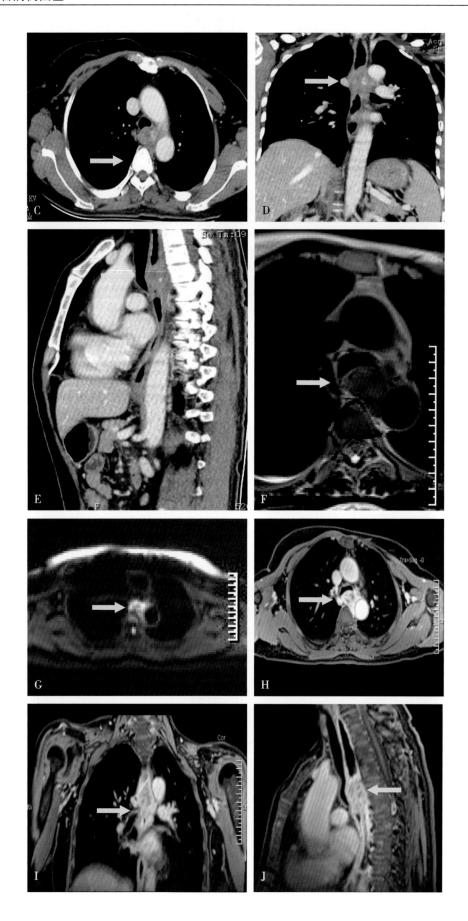

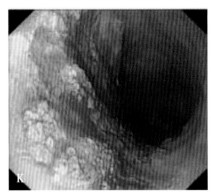
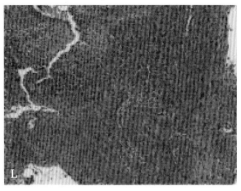

A. 正位 X 线造影图像;B. 右前斜位 X 线造影图像;C. 横断位静脉期 CT 图像;D. 冠状位静脉期 CT 图像;E. 矢状位静脉期 CT 图像;F. MRI T₂WI 图像;G. MRI DWI 图像;H. 横断位 MRI 图像;I. 冠状位 MRI 图像;J. 矢状位 MRI 图像;K. 内镜图像;L. 病理图像

图 10-14 T₄ 期食管癌 X 线造影、CT、MRI、内镜及病理表现

诊断思路

54 岁男性,以"进食困难 1 月余"为主诉入院。X 线造影图像示食管上段管腔局限性狭窄,管壁僵硬伴黏膜破坏,钡剂通过受阻;CT 增强图像示食管中上段管壁明显增厚,增强扫描呈中度强化,与邻近主动脉管壁分界不清,椎前三角受侵。MRI T₂WI 图像示食管上段管壁明显增厚,呈稍长 T₂ 信号,管壁毛糙,累及食管全周,椎前三角受侵,病灶明显不均匀强化。以上符合晚期食管癌 T₄ 期影像表现。

病例 15 女,56 岁,主诉:进食哽噎感 4 月余,加重 1 个月。正、斜位 X 线造影图像示食管中段长约 3.5 cm 充盈缺损影,管壁僵硬,扩张受限,局部黏膜破坏(图 10-15A、B 箭头所示)。横断位 CT 平扫图像示食管中下段管壁增厚,管腔狭窄(图 10-15C 箭头所示);横断位、冠状位、矢状位静脉期 CT 图像示食管管壁增强扫描呈中度强化(图 10-15D ~ F 箭头所示)。内镜、超声内镜图像示病灶浸润至固有肌层(图 10-15G,图 10-15H 箭头所示)。术后病理为 T₂ 期食管鳞状细胞癌(图 10-15I、J)。

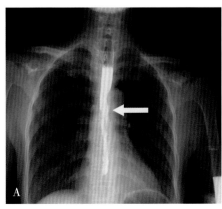
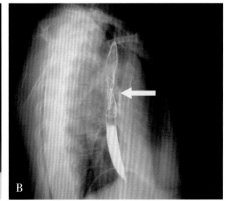

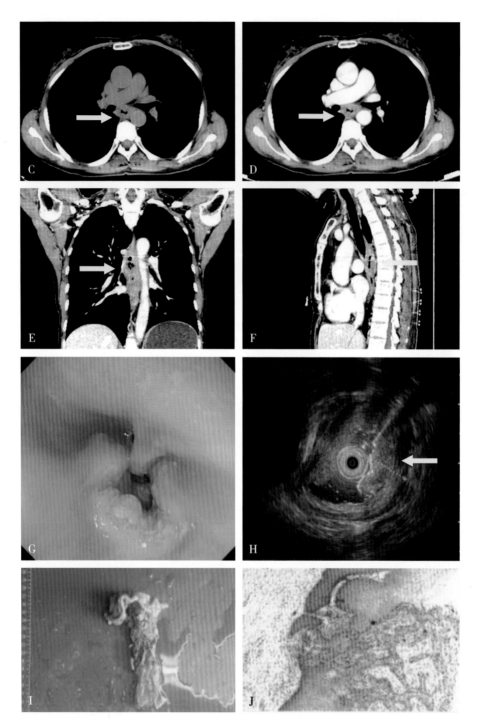

A. 正位 X 线造影图像；B. 右前斜位 X 线造影图像；C. 横断位 CT 平扫图像；D. 横断位静脉期 CT 图像；E. 冠状位静脉期 CT 图像；F. 矢状位静脉期 CT 图像；G. 内镜图像；H. 超声内镜图像；I. 手术后标本；J. 病理图像

图 10-15　T$_2$ 期食管癌 X 线造影、CT、内镜、超声内镜及病理表现

诊断思路

56 岁女性,以"进食哽噎感 4 月余,加重 1 个月"为主诉入院,查体未见明显异常。X 线造影显示食管中段充盈缺损影,管壁僵硬,黏膜破坏;CT 显示食管中下段管壁增厚,增强扫描呈中度强化;超声内镜显示食管环周结节样隆起,病变浸润至固有肌层。结合患者的临床表现及典型影像特征,诊断为 T_2 期食管癌。

病例 16　男,68 岁,主诉:进食不畅 4 个月。正、左前斜位 X 线造影图像示中上段食管充盈缺损影,管壁僵硬伴黏膜破坏,钡剂通过稍困难(图 10-16A、B 箭头所示)。横断位 CT 平扫图像示食管中上段管壁局部增厚(图 10-16C 箭头所示);横断位、冠状位、矢状位静脉期 CT 图像示食管中上段壁局部增厚,增强后中度强化(图 10-16D ～ F 箭头所示)。内镜及超声内镜图像示浸润至食管外膜(图 10-16G,图 10-16H 箭头所示)。术后病理为 T_3 期食管癌(图 10-16I、J)。

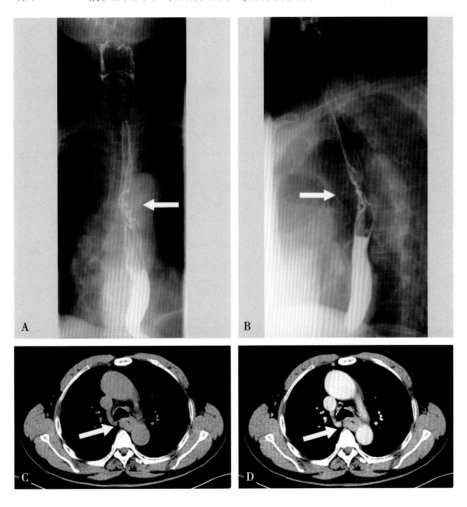

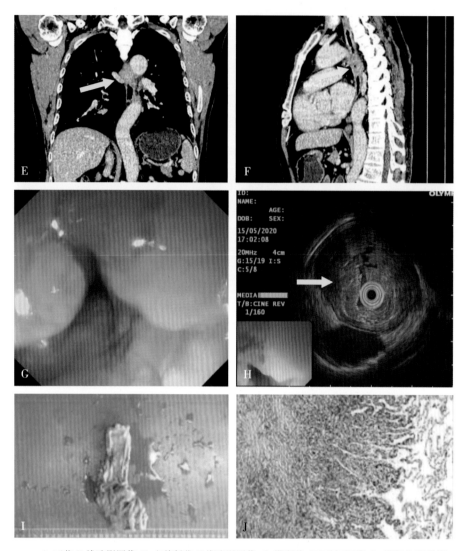

A. 正位 X 线造影图像;B. 左前斜位 X 线造影图像;C. 横断位 CT 平扫图像;D. 横断位静脉期
CT 图像;E. 冠状位静脉期 CT 图像;F. 矢状位静脉期 CT 图像;G. 内镜图像;H. 超声内镜图像;
I. 手术后标本;J. 病理图像

图 10-16　T₃ 期食管癌 X 线造影、CT、内镜、超声内镜及病理表现

诊断思路

　　68 岁男性,以"进食不畅 4 个月"为主诉入院。X 线造影示食管中上段充盈缺损影,管壁僵硬并
黏膜破坏;CT 示食管中上段管壁增厚,管腔狭窄,增强扫描呈中度强化;超声内镜示食管黏膜结节样
隆起,浸润至食管外膜。结合患者的临床表现及典型影像特征,诊断为 T₃ 期食管癌。

　　病例 17　男,65 岁,主诉:进食哽噎感半年余。正、左前斜位食管 X 线造影图像示食管中段管
壁僵硬伴黏膜破坏,扩张受限,管腔稍狭窄(图 10-17A、B 箭头所示)。横断位 CT 平扫图像示食管
中段管壁不均匀增厚(图 10-17C 箭头所示);横断位、冠状位、矢状位静脉期 CT 图像示食管中段管
壁不均匀增厚,增强扫描后呈中度强化(图 10-17D ~ F 箭头所示)。术后病理为 T₄ₐ 期,浸润深度为
全层(图 10-17G、H)。

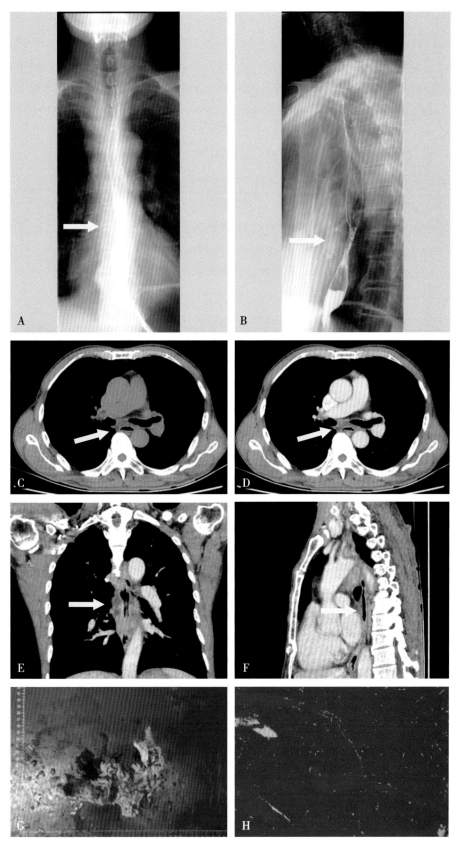

A.正位 X 线造影图像；B.左前斜位 X 线造影图像；C.横断位 CT 平扫图像；D.横断位静脉期
CT 图像；E.冠状位静脉期 CT 图像；F.矢状位静脉期 CT 图像；G.手术后标本；H.病理图像

图 10-17 T₄ₐ期食管癌 X 线造影、CT、手术后及病理表现

诊断思路

65 岁男性,以"进食哽噎感半年余"为主诉入院。X 线造影示食管中段管壁僵硬伴黏膜破坏;CT 示食管中段管壁增厚,管腔狭窄,增强扫描呈中度强化。结合患者的临床表现及典型影像特征,诊断为 T_{4a} 期食管癌。

病例 18 男,61 岁,主诉:进食哽噎感 1 年。食管正位 X 线钡剂造影图像示食管下段局部管壁僵硬、管腔偏心性狭窄,扩张受限(图 10-18A 箭头所示);右前斜位 X 线造影图像示食管下段局部黏膜皱襞欠规则,黏膜面毛糙(图 10-18B)。横断位 CT 平扫图像示食管下段局部壁稍厚(图 10-18C);横断位静脉期 CT 图像示食管下段管壁增厚,增强扫描后呈轻-中度强化(图 10-18D);冠状位、矢状位静脉期 CT 图像示食管下段局部壁稍厚(图 10-18E、F)。消化内镜图像示距门齿 34 ~ 37 cm 处于食管右侧壁可见黏膜隆起、粗糙(图 10-18G)。食管活检黏膜下见少许异型腺体,符合腺癌表现(图 10-18H)。

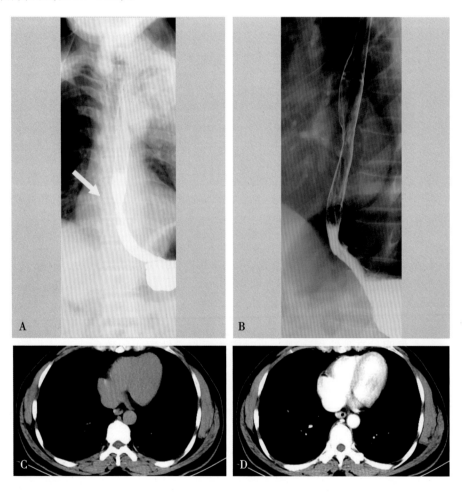

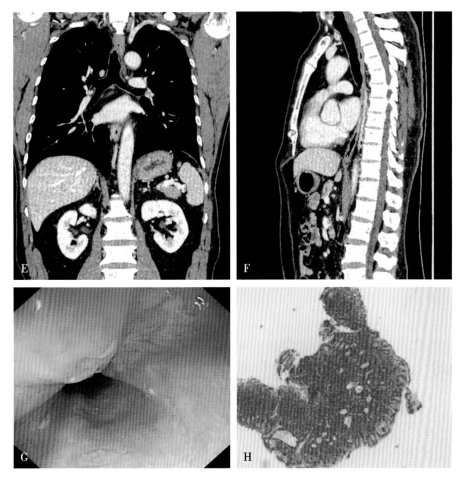

A.正位 X 线造影图像；B.右前斜位 X 线造影图像；C.横断位 CT 平扫图像；D.横断位静脉期 CT 图像；E.冠状位静脉期 CT 图像；F.矢状位静脉期 CT 图像；G.内镜图像；H.病理图像

图 10-18　食管腺癌 X 线造影、CT、内镜及病理表现

诊断思路

61 岁男性，以"进食哽噎感 1 年"为主诉入院。食管 X 线钡剂造影可见食管下段局部管壁僵硬、黏膜欠光滑，未见明显充盈缺损表现。此时应注意与炎性病变所致食管狭窄进行区分，着重观察黏膜完整性及管壁的柔软度，鉴别困难的情况下需要结合 CT 及内镜检查。

病例 19　男，70 岁，主诉：胸骨后不适 2 周余。正、左前斜位食管 X 线造影图像示食管中段右侧壁局部轮廓欠光滑，黏膜相图像可见管腔呈局限性狭窄，局部管壁略显僵硬、黏膜表面欠光整，见小结节状充盈缺损（图 10-19A，图 10-19B 箭头所示）。横断位 CT 平扫图像示食管中段壁稍厚（图 10-19C）；横断位静脉期 CT 图像示食管中段壁稍厚，增强扫描明显强化（图 10-19D）；冠状位、矢状位静脉期 CT 图像示食管中段壁稍厚，增强扫描明显强化（图 10-19E、F）。食管活检病理为鳞状上皮原位癌（图 10-19G）。

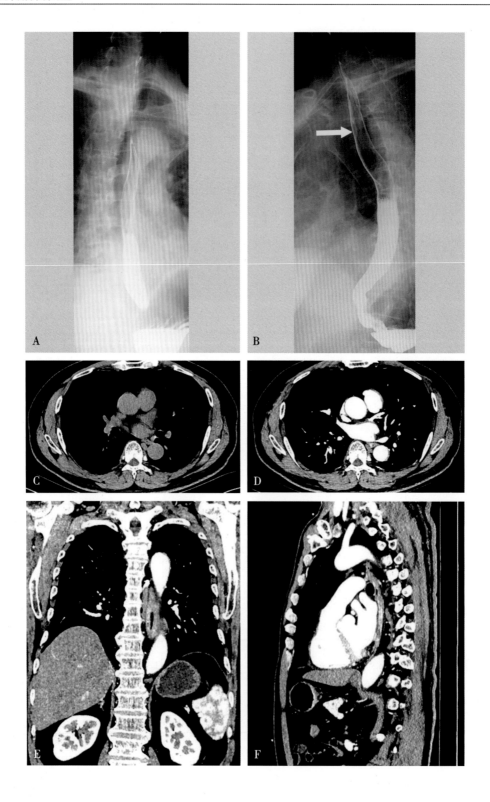

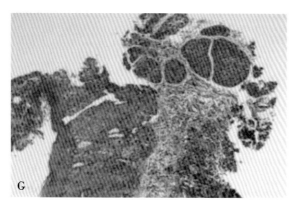

A.正位 X 线造影图像;B.左前斜位 X 线造影图像;C.横断位
CT 平扫图像;D.横断位静脉期 CT 图像;E.冠状位静脉期 CT 图
像;F.矢状位静脉期 CT 图像;G.病理图像

图 10-19 早期食管癌 X 线造影、CT 及病理表现

诊断思路

70 岁男性,以"胸骨后不适 2 周余"为主诉入院。正位食管 X 线造影图像示食管中段右侧壁局部轮廓欠光整,黏膜相图像见局部黏膜面欠光滑,看见小结节状充盈缺损,局部食管壁蠕动存在,管壁略显僵硬。食管造影图像示食管中段病变不符合典型进展期食管癌表现,可以拟诊为早期食管癌;CT 增强图像示局部食管壁稍增厚并明显强化,进一步增加了诊断为恶性肿瘤性病变的可能。

病例20 男,57 岁,主诉:进行性吞咽困难20 d。双斜位 X 线造影图像示食管中段不规则充盈缺损影,长约5.5 cm,表面可见龛影形成,管腔不规则偏心性狭窄,管壁僵硬(图 10-20A、B)。横断位静脉期 CT图像可见食管中段管壁不均匀增厚,管腔狭窄(图 10-20C);冠状位静脉期 CT 图像示食管中段管壁不规则增厚,局部管腔狭窄,增强扫描明显强化(图 10-20D)。病理诊断为食管鳞状细胞癌(图 10-20E)。

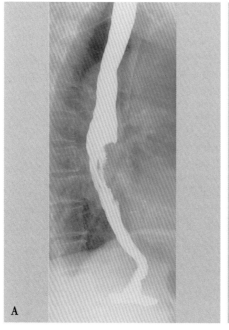

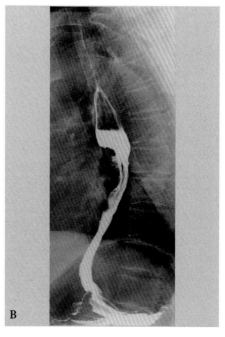

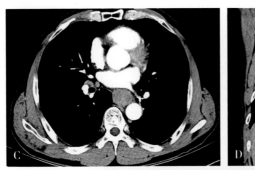
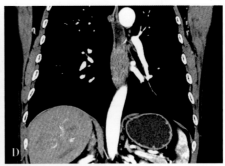
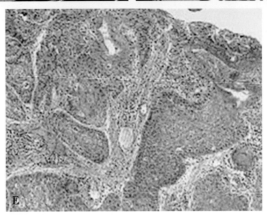

A. 右前斜位 X 线造影图像;B. 左前斜位 X 线造影
图像;C. 横断位静脉期 CT 图像;D. 冠状位静脉期 CT 图
像;E. 病理图像

图 10-20   溃疡型食管癌 X 线造影、CT 及病理表现

诊断思路

57 岁男性,以"进行性吞咽困难 20 d"为主诉就诊。X 线造影示食管中段不规则充盈缺损。病变表面可见溃疡,病变处管壁僵硬,蠕动消失。CT 示病变处管壁不均匀增厚,管腔狭窄,增强病灶呈明显强化。结合患者典型临床症状和 X 线、CT 所示恶性病变的典型特征,综合考虑诊断为溃疡型食管癌。

病例 21   男,70 岁,主诉:体检发现食管占位。双斜位 X 线造影图像示食管中段突向腔内小充盈缺损,长约 2.0 cm,局部管壁僵硬,管腔未见明显狭窄(图 10-21A、B)。横断位、冠状位动脉期 CT 图像示食管中段管壁增厚,增强扫描呈明显强化(图 10-21C、D)。消化内镜见食管壁黏膜不规则隆起,表面糜烂,质硬欠光滑(图 10-21E)。病理诊断为食管鳞状细胞癌 $T_2N_0M_0$(图 10-21F)。

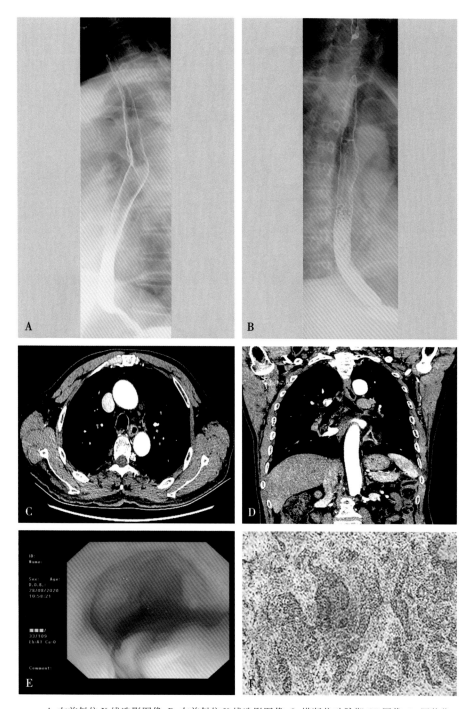

　　A.左前斜位 X 线造影图像；B.右前斜位 X 线造影图像；C.横断位动脉期 CT 图像；D.冠状位
动脉期 CT 图像；E.内镜图像；F.病理图像

图 10-21　早期食管癌 X 线造影、CT、内镜及病理表现

诊断思路

70 岁男性，以"体检发现食管占位"为主诉入院。X 线造影示食管中段小充盈缺损；病变段管腔无明显狭窄，存在管壁收缩及扩张，提示食管病变可能处于较早阶段。进一步 CT 检查仅提示食管中段管壁轻度增厚，管壁轮廓清晰；区域淋巴结无肿大表现。最终手术病理分期为 $T_2N_0M_0$。

病例 22　男,63 岁,主诉:进食哽噎感 1 月余。双斜位 X 线造影黏膜相图像示食管上段节段性不规则环形狭窄，狭窄段黏膜面可见小龛影形成，管壁僵硬，黏膜破坏（图 10-22A、B 箭头所示）。横断位动脉期 CT 图像示食管上段管壁增厚，管腔狭窄（图 10-22C）；冠状位动脉期图像示食管上段管壁增厚，其上食管扩张（图 10-22D）。消化内镜图像示食管上段管腔狭窄，内径缩窄，黏膜糜烂（图 10-22E）。活检病理为鳞状细胞癌（图 10-22F）。

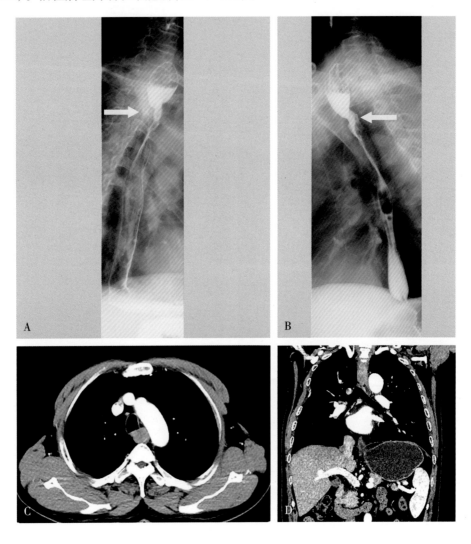

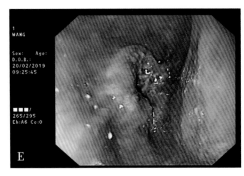
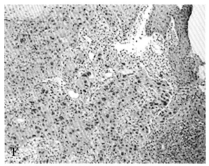

A.右前斜位 X 线造影图像；B.左前斜位 X 线造影图像；C.横断位动脉期 CT 图像；D.冠状位
动脉期 CT 图像；E.内镜图像；F.病理图像

图 10-22　环形缩窄型食管癌 X 线造影、CT、内镜及病理表现

诊断思路

63 岁男性，以"进食哽噎感 1 月余"为主诉入院。X 线造影示食管上段管腔不规则环形狭窄，管壁僵硬，黏膜破坏；CT 示食管上段管壁明显增厚，呈明显不均匀强化。该病例临床症状典型，影像特征突出。综合考虑诊断为环形缩窄型食管癌。

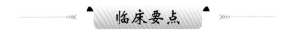

临床要点

食管癌为我国最常见的恶性肿瘤之一，也是食管最常见的疾病。其发病率北方高于南方，山西、河南为高发区，男性多于女性。好发年龄为 50～70 岁，平均年龄在 40 岁以上。食管癌发生于食管黏膜，以鳞状上皮癌多见，腺癌或未分化癌少见，偶见鳞癌与腺癌并存的腺鳞癌。腺癌的恶性度高、易转移。生长快、恶性度高的小细胞神经内分泌癌罕见。因食管组织无浆膜层，癌组织易穿透肌层侵及邻近脏器，转移途径多为淋巴转移与血行转移。

早期食管癌仅浸润至食管黏膜、黏膜下层，不论有无淋巴转移，统称为浅表食管癌，其中无淋巴转移者为早期食管癌。据其浸润深度又分为上皮癌、黏膜癌及黏膜下层癌。中期食管癌是指癌肿已累及肌层或达外膜以外，有区域或远处淋巴转移。中晚期食管癌的大体病理分型包括髓质型、蕈伞型、溃疡型、缩窄型（即硬化型）、腔内型。

食管癌患者典型的临床症状是进行性吞咽困难，时有胸闷和胸背痛。若肿瘤侵及喉返神经可出现声音嘶哑。若侵破气管，可形成食管气管瘘，出现进食呛咳。晚期有贫血、消瘦、恶病质等现象。

【影像学表现】

1.X 线造影表现　食管 X 线表现因分期和肿瘤大体病理类型而异。

（1）早期食管癌的 X 线表现

1）平坦型：切线位可见管壁边缘欠规则，扩张性略差或钡剂涂布不连续；黏膜粗糙呈细颗粒状或大颗粒网状。病灶附近黏膜粗细不均、扭曲或聚拢、中断。

2)隆起型:病变呈不规则状扁平隆起,分叶或花边状边缘,表面呈"颗粒状"或"结节状"之充盈缺损,可有溃疡形成。

3)凹陷型:切线位示管壁边缘轻微不规则,正位像可为单个或数个不规则浅钡斑,其外围见多数小颗粒状隆起或黏膜皱襞集中现象。

(2)中晚期食管癌的 X 线表现

1)髓质型:范围较长的不规则充盈缺损,伴有表面大小不等的龛影,管腔变窄,病灶上下缘与正常食管分界欠清晰,呈移行性,病变处有软组织致密影。

2)覃伞型:管腔内偏心性的菜花状或蘑菇状充盈缺损,边缘锐利,伴有小溃疡形成,与正常食管分界清晰,近端食管轻度或中度扩张。

3)溃疡型:较大不规则的长形龛影,其长径与食管的纵轴一致,龛影位于食管轮廓内,管腔有轻度或中度狭窄。

4)缩窄型(硬化型):管腔呈环形狭窄,范围较局限,常为 3～5 cm,边界较光整,与正常组织分界清晰,钡剂通过受阻,其上方食管扩张。

5)腔内型:肿瘤突向食管腔内,呈圆形或卵圆形隆起,以狭窄的基部或蒂与食管壁相连接,表面常有糜烂或溃疡。肿瘤可侵入肌层,但侵入深度常较其他各型浅。

2.CT 表现　主要显示肿瘤在食管腔外部分与周围组织、邻近器官的关系,了解有无浸润、包绕及有无淋巴转移,从而进行肿瘤分期评估和疗效评价。

(1)平扫表现

1)食管壁改变:食管壁环形、不规则状增厚或局部增厚,相应平面管腔变窄。

2)食管腔内肿块:圆形或卵圆形,多呈广基底状,有时其表面可见龛影。

3)食管周围脂肪层模糊、消失:提示食管癌已外侵。

4)周围组织器官受累:常累及气管和支气管,形成食管气管瘘;其次为心包、主动脉受累等。

5)转移:以纵隔、肺门及颈部淋巴转移多见,少数逆行性转移至上腹部淋巴结,肺部转移少见。

(2)增强扫描:瘤体呈明显强化。较大的瘤体强化不均匀,常合并低密度坏死灶,较小的瘤体强化均匀。

3.MRI 表现　与 CT 表现相似,平扫时瘤体呈等 T_1、长 T_2 信号,增强扫描时肿瘤明显强化。

4.超声内镜表现　可以清晰显示病灶浸润深度,从而较准确判定病变 T 分期。

【鉴别诊断】

1.食管良性肿瘤　X 线造影多表现为局限充盈缺损影,突入腔内生长,边缘光滑,不伴有食管壁僵硬和黏膜破坏。CT 或 MRI 可见形态较规则肿块影突入管腔内,或呈腔内外生长,边界清晰,管腔偏心性狭窄,增强多均匀强化,病变较大时可见坏死。当病变位于黏膜下时,于病变表面可见强化且连续的黏膜影,病变与邻近正常食管壁分界清晰。

2.消化性食管炎　X 线造影显示溃疡较小,黏膜皱襞无破坏中断。虽有管腔变窄,但尚能扩张。据此可与溃疡型食管癌的大而不规则的龛影及黏膜中断、管壁不规则僵硬区别。良性病变导致的管腔狭窄呈向心性,如腐蚀性食管炎,这与硬化型食管癌典型的局限性环形狭窄截然不同,且前者有明确的病史。

3.食管静脉曲张　需与髓质型食管癌相鉴别。食管静脉曲张具有肝硬化病史,食管 X 线造影显示蚯蚓状或串珠状充盈缺损,管壁柔软,无黏膜破坏中断,无管腔狭窄、梗阻为其特征性表现。

参考文献

[1]何超,林万里,任巧文.X线钡餐造影和 CT 影像表现在食管癌诊断中的价值[J].实用医学影像杂志,2014(2):146-147.

[2]芦春花,陆金云,王学勤,等.X线钡剂造影检查及 CT、MRI、电子胃镜在早期食管癌诊断中的对比研究[J].实用癌症杂志,2003,18(6):641-643.

[3]张焱,高剑波,程敬亮,等.食管癌影像学检查的价值及进展[J].放射学实践,2002,17(3):269-271.

[4]国家卫生健康委员会.食管癌诊疗规范(2018年版)[J].中华消化病与影像杂志(电子版),2019,9(4):158-192.

[5]赵心明,孙伟,蒋力明,等.螺旋 CT 及其多平面重建技术对判定食管癌侵犯周围结构的价值[J].中国医学影像技术,2003,19(5):558-560.

第十一章　食管其他疾病

第一节　食管裂孔疝

病例 1　女,49 岁,主诉:反酸、口苦 7 d。仰卧位 X 线造影图像示钡剂大部分位于胃底,胃体及胃窦壁光滑,黏膜皱襞规整,食管下段未见扩张(图 11-1A);左前斜头低位 X 线造影图像示胃内钡剂反流入食管,且食管下段管腔扩张呈囊袋状,囊袋影内黏膜与胃黏膜相延续,囊袋影左侧壁可见一浅切迹,即疝囊"B 环"(图 11-1B 箭头所示);X 线造影半卧位加压图像示胃窦幽门前区壁光整,幽门管形态规则,十二指肠球不呈规则圆锥形(图 11-1C)。

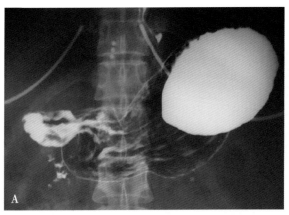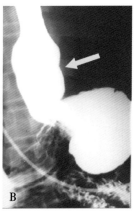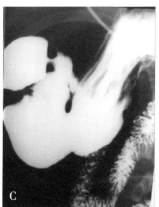

A.仰卧位图像;B.左前斜头低位图像;C.半卧位加压图像

图 11-1　滑动型食管裂孔疝 X 线造影表现(病例 1)

诊断思路

49 岁女性,以"反酸、口苦 7 d"为主诉,应首先考虑胃食管反流及反流性食管炎的可能。行上消化道 X 线钡剂造影检查,发现头低位时胃底钡剂反流入食管中段,膈上出现囊袋状影,其内黏膜向下与胃相连,囊袋影左侧壁可见"B 环"征。半卧位时囊袋影显示不清,结合患者的临床表现及膈上可复性疝囊的影像特征,诊断为滑动型食管裂孔疝、胃食管反流。

病例 2　男,68 岁,主诉:胸闷、剑突下不适 1 月余。仰卧头低脚高位 X 线钡剂造影图像示钡剂大部分位于胃底,口服钡剂充盈食管下段及贲门,贲门位置无明显上移,胃底近中线侧可见局限性突出囊袋影（图 11-2A 箭头所示），长径约 5.0 cm，以宽颈与胃腔相通，位于膈肌轮廓以上；左前斜位 X 线造影图像示大部分钡剂进入胃窦内及十二指肠内，但胃底外凸囊袋影内仍可见钡剂滞留，囊袋影边缘光滑，部分位于膈肌轮廓以上（图 11-2B 箭头所示）。

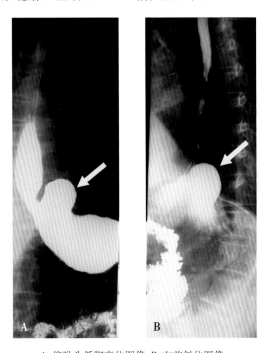

A. 仰卧头低脚高位图像；B. 左前斜位图像

图 11-2　食管旁型食管裂孔疝 X 线造影表现

诊断思路

68 岁男性，以"胸闷、剑突下不适 1 月余"为主诉，需要考虑心脏、肺部、食管及胃部病变的可能。患者行上消化道 X 线造影，显示胃底局部外凸较大囊袋影，大部分位于膈肌轮廓以上，以宽颈与胃腔相连，贲门位置无明显上移。根据典型造影表现，可以诊断为食管旁型食管裂孔疝。

病例 3　女，76 岁，主诉：胸闷、胸骨后烧灼感 1 个月。不同体位 X 线造影图像示贲门位置上移，食管下段与一巨大囊袋影（图 11-3C 箭头所示）相连，囊袋影长径约 10 cm，通过明显扩大之膈肌食管裂孔向下与胃相连，其内黏膜与膈下胃黏膜相延续，胃腔形态失常，胃壁尚柔软（图 11-3A ～ C）；横断位胸部 CT 平扫图像示桶状胸，膈上脊柱前方可见巨大含气液密度囊袋影，心脏受压向前移位，部分腹腔脂肪亦可见疝入食管裂孔上方（图 11-3D 箭头所示）。

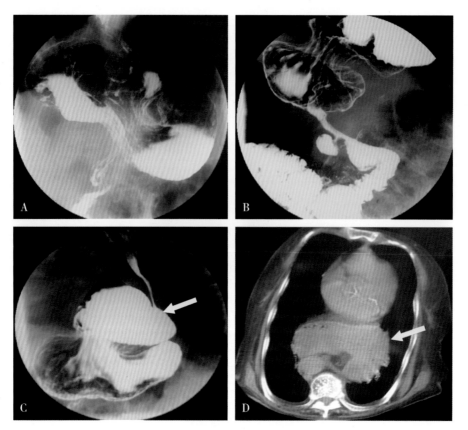

A.仰卧位 X 线造影图像;B.仰卧左侧斜位 X 线造影图像;C.仰卧头低脚高位 X 线造影图像;

D.横断位 CT 平扫图像

图 11-3　混合型食管裂孔疝 X 线造影及 CT 表现(病例 3)

诊断思路

　　76 岁女性,以"胸闷、胸骨后烧灼感 1 个月"为主诉,需要考虑反流性食管炎的诊断。行上消化道 X 线钡剂造影检查,显示贲门、胃底及部分胃体上移至食管裂孔上方,同时伴随胃食管反流。胸部 CT 扫描直观显示通过膈肌食管裂孔上移疝入胸腔的胃及部分腹腔脂肪组织,患者胸廓呈桶状,提示其可能伴有肺气肿,此为食管裂孔疝的诱发因素之一。由于 X 线造影及 CT 扫描均具有典型影像表现,本病例可以诊断为混合型食管裂孔疝。

　　病例 4　男,57 岁,主诉:反酸、反食 2 年,背痛 1 年。不同体位 X 线造影图像示贲门位置上移(图 1-14A ~ C),食管下段与一囊袋影相连(图 11-4A 箭头所示),囊袋影充盈欠佳,其内黏膜与膈下胃黏膜相延续,胃腔形态失常,局部可见食管裂孔所致环形切迹(图 11-4B 箭头所示)。

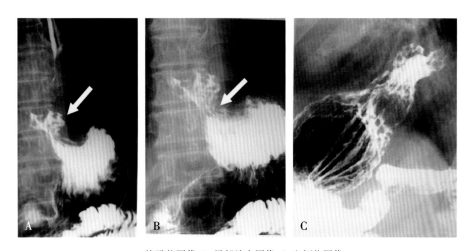

A. 仰卧位图像；B. 局部放大图像；C. 左侧位图像

图 11-4　混合型食管裂孔疝 X 线造影表现（病例4）

诊断思路

57 岁男性，以"反酸、反食 2 年，背痛 1 年"为主诉。上消化道造影显示贲门、胃底上移至食管裂孔上方，同时伴随有胃食管反流。根据其典型造影表现，可以诊断为混合型食管裂孔疝。

病例5　男，52 岁，主诉：间断恶心、呕吐 4 年余。正位及双斜位食管 X 线钡剂造影图像示食管全程壁光滑，未见明显扩张及狭窄，钡剂通过贲门顺利，膈上未见明确胃轮廓影，食管胃角无明显变钝（图 11-5A ~ C）。右侧卧位 X 线钡剂造影图像示膈上小囊袋状影，部分胃黏膜皱襞进入其内，同时伴随有胃食管反流（图 11-5D）。

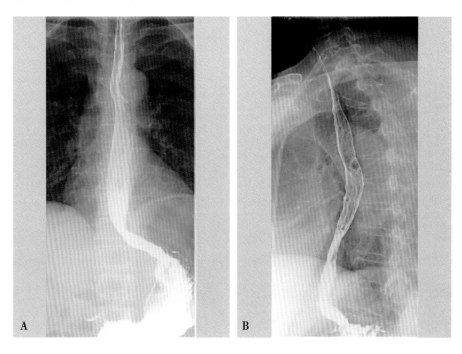

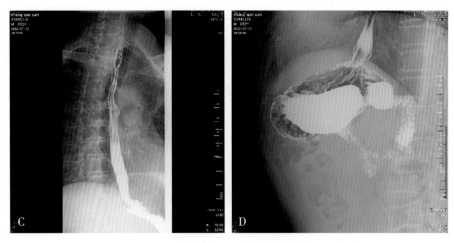

A. 正位图像;B. 左前斜位图像;C. 右前斜位图像;D. 右侧卧位图像

图 11-5 滑动型食管裂孔疝 X 线造影表现(病例 5)

诊断思路

52 岁男性以"间断恶心、呕吐 4 年余"为主诉就诊,需要首先排除上消化道功能性及器质性病变。上消化道 X 线钡剂造影可以较直观地显示消化管道的轮廓及蠕动情况。本例患者立位检查时食管各段壁光滑,管腔无狭窄及扩张。转变体位至右侧卧位后可见膈肌上方小囊袋状影,内部胃黏膜皱襞进入,据此典型征象可以诊断食管裂孔疝;但此患者在立位状态下并不能观察到膈上疝囊,所以应该进一步诊断为滑动型食管裂孔疝。

病例 6 男,48 岁,主诉:反酸伴进食哽噎感 2 个月,加重伴胸痛 2 d。食管正位及斜位 X 线钡剂造影图像示食管中段轻度扩张,食管下段膈上方黏膜皱襞增粗,局部管壁轮廓欠光整(图 11-6A、B);仰卧位及右侧卧位胃气钡双重 X 线造影图像示部分胃进入食管裂孔上方,并形成囊袋状影,其内黏膜皱襞与膈下相连,同时伴随胃食管反流(图 11-6C、D)。经食管裂孔层面横断位及冠状位 CT 平扫图像示食管裂孔增宽,贲门及部分胃进入其上方(图 11-6E、F)。

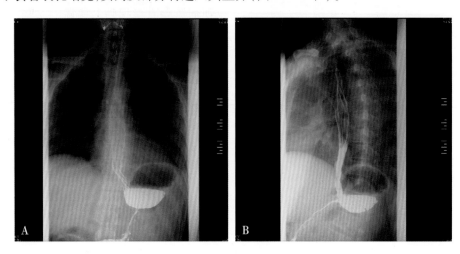

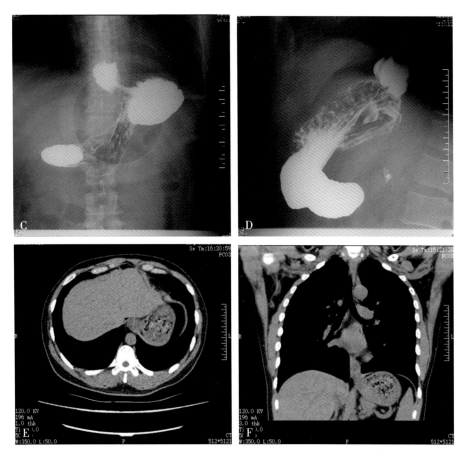

A.正位 X 线造影图像;B.左前斜位 X 线造影图像;C.仰卧头低脚高位 X 线造影图像;D.右侧
卧位 X 线造影图像;E.横断位 CT 平扫图像;F.冠状位 CT 平扫图像

图 11-6 短食管型食管裂孔疝 X 线造影及 CT 表现(病例6)

诊断思路

48 岁男性,以"反酸伴进食哽噎感 2 个月,加重伴胸痛 2 d"为主诉就诊。因出现进食困难,可以行 X 线钡剂造影检查观察上消化道通畅情况。立位钡剂造影时发现膈上食管下段壁欠光整,黏膜皱襞增粗,改变体位至卧位后,胃内钡剂及气体进入膈上疝囊内,至食管下段呈囊袋状影,贲门亦上移至食管裂孔上方。考虑患者有较长时间胃食管反流病史,立位造影图像提示贲门位于食管裂孔上方,可以诊断为短食管型食管裂孔疝。

病例7 男,52 岁,主诉:反酸、腹痛 12 d。正位及双斜位食管 X 线钡剂造影图像示食管全程管壁光滑,未见明显扩张及狭窄,钡剂通过贲门顺利,膈上未见明确胃轮廓影,食管胃角无明显变钝(图 11-7A ~ C);俯卧位 X 线气钡双重造影图像示膈上小囊袋状影,部分胃黏膜皱襞进入其内,可见钡剂反流入食管内(图 11-7D)。经食管裂孔层面横断位及冠状位 CT 平扫图像示膈肌食管裂孔无明显增宽,贲门位于膈肌下方(图 11-7E、F)。

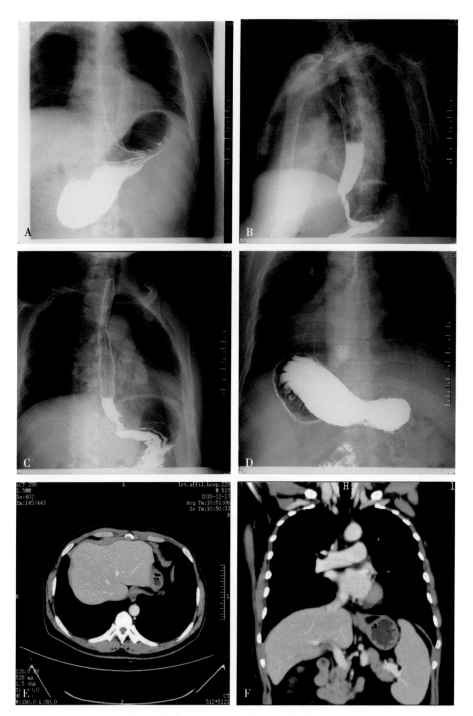

A. 正位 X 线造影图像；B. 左前斜位 X 线造影图像；C. 右前斜位 X 线造影图像；D. 俯卧位 X 线
造影图像；E. 横断位静脉期 CT 图像；F. 冠状位静脉期 CT 图像

图 11-7 滑动型食管裂孔疝 X 线造影及 CT 表现（病例 7）

诊断思路

52 岁男性，以"反酸、腹痛 12 d"为主诉就诊，需要考虑胃食管反流的可能性。上消化道 X 线钡
剂造影立位检查时食管各段壁光滑，管腔无狭窄及扩张。转变体位至俯卧位后可见膈肌上方出现
含有胃黏膜皱襞的小囊袋状影，同时出现胃食管反流征象，据此典型征象可以诊断食管裂孔疝；但

患者在立位状态下并不能观察到膈上疝囊,所以应诊断为滑动型食管裂孔疝。

病例8 女,75岁,主诉:胃底折叠术后5年,再发反酸、烧心4年余。正位及斜位食管X线钡剂造影图像示食管全程扩张,食管下段迂曲,贲门及部分胃上移至膈肌上方,正位图像出现与心影重叠的较大含气囊袋影,钡剂通过贲门顺利(图11-8A、B);仰卧位及右侧卧位气钡双重X射线造影图像示贲门胃底及部分胃体进入食管裂孔上方,形成较大囊袋状影,其内黏膜皱襞与膈下胃相连,同时伴随有明显胃食管反流(图11-8C、D)。经膈上疝囊的横断位及冠状位CT平扫图像示心脏后方膈肌上巨大囊袋影,内为胃内容物(图11-8E、F)。

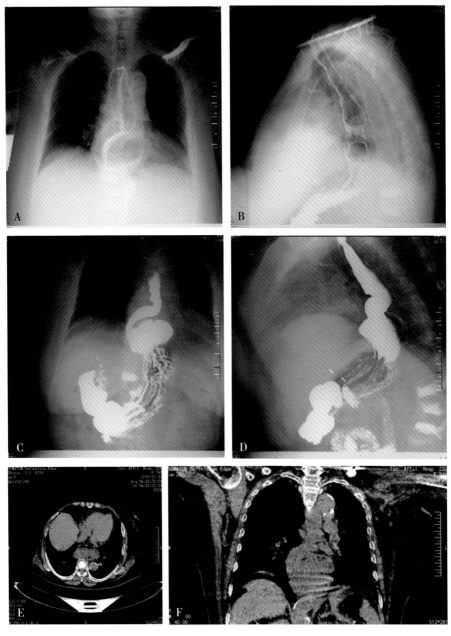

A.正位X线造影图像;B.左前斜位X线造影图像;C.仰卧位X线造影图像;D.右侧卧位X线造影图像;E.横断位CT平扫图像;F.冠状位CT平扫图像

图11-8 混合型食管裂孔疝X线造影及CT表现(病例8)

诊断思路 ▐▌▌

　　75 岁女性,以"胃折叠术后 5 年,再发反酸、烧心 4 年余"为主诉就诊。根据患者年龄及典型临床症状,应首先想到胃食管反流的可能。立位 X 线钡剂造影发现膈上心脏后方巨大含气囊袋影,其内可见粗大胃黏膜皱襞,贲门移位至膈肌上方。改变体位至卧位后,较多胃内钡剂进入膈上疝囊及食管内,形成明显胃食管反流,可以清晰观察到移位至膈上的贲门、胃底及部分胃体。根据典型临床表现及影像学征象,可以做出混合型食管裂孔疝的诊断。

　　病例 9　女,87 岁,主诉:吞咽困难伴反酸 10 年余,加重 10 个月。正位及斜位食管 X 线钡剂造影图像示食管中下段中度扩张,食管下段迂曲,贲门及部分胃上移至膈肌上方,正位图像出现与心影重叠的较大含气囊袋影,钡剂通过贲门顺利(图 11-9A、B);仰卧位及左侧卧位气钡双重 X 造影图像示贲门、胃底及部分胃体进入食管裂孔上方,形成较大囊袋状影,其内黏膜皱襞与膈下胃相连,食管裂孔在胃体形成局限性外压改变(图 11-9C、图 11-9D 箭头所示)。经膈上疝囊的横断位及矢状位 CT 平扫图像示心脏后方膈肌上巨大囊袋影(图 11-9E、F)。

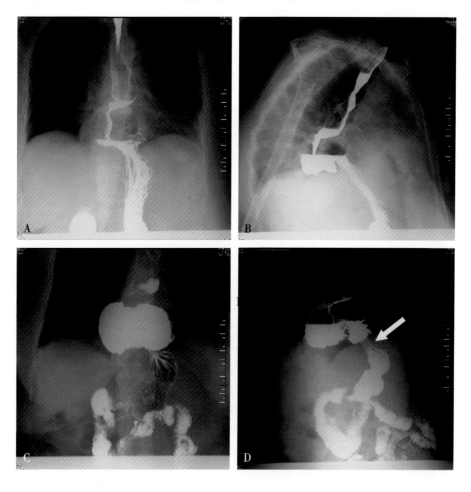

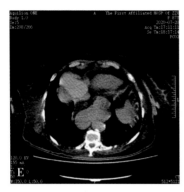
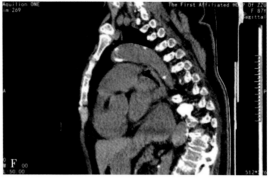

A. 正位 X 线造影图像；B. 右前斜位 X 线造影图像；C. 仰卧位 X 线造影图像；D. 左侧卧位 X 线造影图像；E. 横断位 CT 平扫图像；F. 矢状位 CT 平扫图像

图 11-9　混合型食管裂孔疝 X 线造影及 CT 表现（病例9）

诊断思路

87 岁女性，以"吞咽困难伴反酸 10 年余，加重 10 个月"为主诉入院。根据患者年龄及典型临床症状，应首先想到胃食管反流的可能。立位 X 线钡剂造影发现膈上心脏后方巨大含气囊袋影，其内可见粗大胃黏膜皱襞。改变体位至卧位后，大量胃内钡剂进入膈上疝囊，可以清晰观察到移位至膈上的贲门、胃底及部分胃体。根据典型临床表现及影像学征象，可以诊断为混合型食管裂孔疝。

病例 10　男，43 岁，主诉：反酸、烧心 10 年余。斜位及正位食管 X 线钡剂造影图像示食管轻度扩张，食管下段膈上方黏膜皱襞增粗，局部管壁轮廓欠光整，食管胃角变钝（图 11-10A～C）；右侧卧位气钡双重 X 造影图像示部分胃进入食管裂孔上方，并形成囊袋状影，其内黏膜皱襞与膈下相连，同时伴随胃食管反流（图 11-10D）。经食管裂孔层面横断位及冠状位 CT 平扫图像示食管裂孔增宽，以及部分胃进入其上方（图 11-10E、F）。

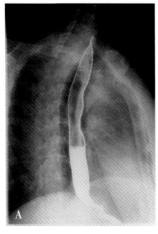
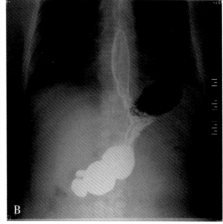

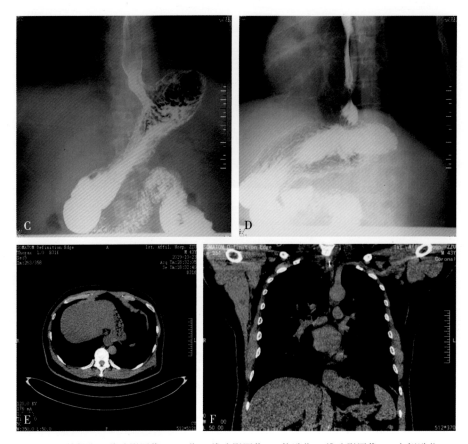

A.右前斜位 X 线造影图像;B.正位 X 线造影图像;C.仰卧位 X 线造影图像;D.右侧卧位 X
线造影图像;E.横断位 CT 平扫图像;F.冠状位 CT 平扫图像

图 11-10 短食管型食管裂孔疝 X 线造影及 CT 表现(病例 10)

诊断思路

43 岁男性以"反酸、烧心 10 年余"为主诉就诊。根据患者典型临床症状,应首先想到胃食管反流的可能。立位 X 线钡剂造影发现膈上食管下段壁欠光整,黏膜皱襞增粗,食管下段未见迂曲走行,改变体位至卧位后,胃内钡剂进入膈上疝囊内,贲门亦上移至食管裂孔上方。考虑患者有较长时间胃食管反流病史,立位造影图像示贲门位于食管裂孔上方,食管下段无明显迂曲,可以诊断为短食管型食管裂孔疝。

临床要点

食管裂孔疝是一种较常见的消化系统疾病,由腹腔中除食管之外的组织,通过膈肌的食管裂孔持续或暂时性进入胸腔引起,是膈疝中最常见的一种。食管裂孔疝的发生原因有很多,主要原因有腹腔内压力升高、膈肌及裂孔周围组织薄弱、先天性或后天性食管缩短。典型症状是烧心、反酸、吞咽困难、腹胀、腹痛等,严重者会出现头晕、乏力、呕吐、气急、心悸、咳嗽、发绀等症状;部分患者可无任何临床表现。

根据食管和胃连接部分的位置,食管裂孔疝主要分为以下4型。Ⅰ型:滑动型食管裂孔疝。Ⅱ型:食管旁裂孔疝。Ⅲ型:混合型食管裂孔疝。Ⅳ型:巨大食管裂孔疝。也有人将滑动型食管裂孔疝称为可复性食管裂孔疝,其余为不可复性食管裂孔疝。临床上一般通过上消化道造影、胃镜、食管下端动力学测压等明确诊断。

【影像学表现】

1.X线造影表现 直接征象为膈上疝囊。疝囊大小不等,疝囊的上界有一收缩环,即上升的下食管括约肌收缩形成的环或称A环。该收缩环与其上方的食管蠕动无关。疝囊的下界为食管裂孔形成的环形缩窄,该缩窄区的宽度常超过2 cm。当胃食管前庭段上升时,因其上皮交界环位于膈上,管腔扩张时,显示为管腔边缘的对称性切迹,即食管胃环或称B环。此环浅时仅1~2 mm,深时可达0.5 cm左右,也可呈单侧性切迹表现,通常位于A环下方的2 cm处。

(1)滑动型食管裂孔疝:膈上疝囊并不固定存在,卧位、头低位时显示,而立位时易消失。

(2)食管旁裂孔疝:显示疝囊在食管旁,贲门仍在膈下,钡剂先沿食管贲门流入胃腔,而后进入膈上之疝囊内。

(3)混合型食管裂孔疝:显示贲门位置在膈上,钡剂沿食管进入贲门后,同时进入膈下之胃腔与膈上之疝囊内,疝囊可压迫食管,亦可见反流征象。

除以上不同类型食管裂孔疝的特征表现外,其共同的间接表现有食管反流、食管胃角变钝、食管下段迂曲增宽及消化性食管炎的征象。

2.CT表现 后纵隔下部椎体前方或偏左侧胸腔内特定部位的软组织团块影,类圆形或椭圆形,外缘光整,向下通过扩大的食管裂孔与变形的胃或其他腹腔结构相连,病变内含有不规则积液积气或气液平。典型表现为"胸腔内胃黏膜"征,即膈肌上方可以见到疝囊和疝囊内的胃黏膜皱襞。CT还可以较直观地测量食管裂孔的增宽及扩大。

【鉴别诊断】

1.食管膈壶腹 食管膈壶腹为正常的生理现象,表现为膈上4~5 cm一段食管管腔扩大呈椭圆形,边缘光滑,随其上方食管蠕动到达而收缩变小,显示出纤细平行的黏膜皱襞,其上方直接与食管相连而无收缩环存在。而食管裂孔疝疝囊大小不一,边缘欠光整,囊壁收缩与食管蠕动无关及有胃黏膜的显示,加之A环与B环的出现,均不同于食管膈壶腹。

2.食管下段憩室 食管裂孔疝也应注意与食管下段憩室鉴别。食管下段憩室特点为憩室与胃之间常有一段正常食管相隔,且与食管有一狭颈形成。

第二节 食管瘘

病例1 男,65岁,主诉:食管中上段鳞癌放化疗后,胸痛、发热1周,胸痛加重3 d。食管正位碘剂造影图像示食管中上段管腔轮廓欠规整,局部管腔狭窄,部分对比剂自食管上段右侧壁溢出后呈不规则囊袋状影(图11-11A箭头所示),囊袋影口部较宽,底部壁欠光整,周围可见粗细不等条带状对比剂滞留影,未见气管显影。病变部位横断位 CT 纵隔窗及肺窗图像示食管上段右侧管壁连续性中断,管腔与食管右侧旁不规则含气囊腔相通(图 11-11B 箭头所示),囊袋影外缘轮廓欠清晰,邻近右上肺内可见斑片状高密度影(图 11-11C)。

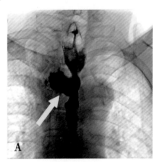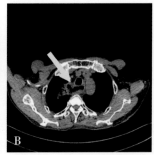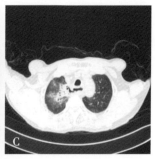

A. 正位 X 线造影图像;B. 横断位 CT 平扫纵隔窗图像;C. 横断位 CT 平扫肺窗图像

图 11-11 食管癌合并食管纵隔瘘 X 线造影及 CT 表现

诊断思路

65 岁男性,病史提示食管癌已行放化疗,近期突发胸痛并发热,且症状逐渐加重。根据患者的临床表现,可以考虑肺部感染、放射性肺炎等,但是食管穿孔作为食管癌放疗后经常发生的并发症也需要同时考虑。行胸部 CT 扫描后发现病变段食管右侧壁连续性中断,食管旁可见不规则囊腔与食管相通,伴随邻近右上肺放射性肺炎合并感染,可以拟诊食管纵隔瘘。随后的食管 X 线碘剂造影不仅直观地显示了对比剂外溢至食管上段右侧壁轮廓,证实了 CT 食管纵隔瘘的诊断,而且清晰显示了食管瘘口的宽度。根据对比剂在食管轮廓外的分布,也排除了食管气管瘘的可能性。

病例 2 男,69 岁,主诉:食欲减退 5 个月,确诊食管癌 3 周,治疗过程中突发饮水呛咳 2 d。右前斜位食管 X 线碘剂造影图像示食管中下段管腔轮廓欠规整,局部管腔狭窄,部分对比剂自食管中段左前壁溢出并进入左主支气管内,对比剂清晰勾画出瘘管轮廓(图 11-12A 箭头所示)。左前斜位食管 X 线碘剂造影图像示食管中下段管腔轮廓欠规整,局部管腔狭窄,食管气管间瘘管显示不清,但食管上段右前壁有对比剂溢出并呈小囊袋状聚集,囊袋轮廓欠规整,口部较窄(图 11-12B 箭头所示)。食管上段病变部位横断位静脉期 CT 纵隔窗及肺窗图像示食管上段右侧管壁连续性中断,管腔与食管右侧旁不规则含气囊腔相通,囊袋影轮廓欠清晰(囊袋影所处部位为治疗前纵隔内肿大淋巴结所在部位)(图 11-12C,图 11-12D 箭头所示)。食管中段病变部位横断位静脉期 CT 纵隔窗及肺窗图像示食管中段左前壁连续性中断,管腔与左主支气管后壁相通(图 11-12E,图 11-12F 箭头所示)。

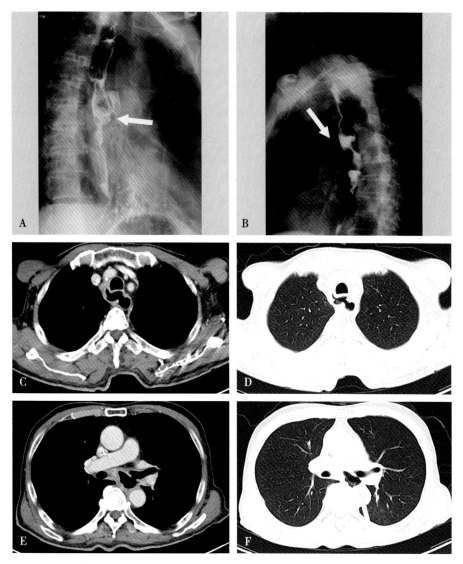

A. 右前斜位 X 线造影图像；B. 左前斜位 X 线造影图像；C. 食管上段横断位静脉期 CT 纵隔窗图像；D. 食管上段横断位静脉期 CT 肺窗图像；E. 食管中段横断位静脉期 CT 纵隔窗图像；F. 食管中段横断位静脉期 CT 肺窗图像

图 11-12　食管癌合并食管纵隔瘘、食管气管瘘 X 线造影及 CT 表现

诊断思路

　　69 岁男性,病史提示确诊食管癌 3 周。行根治性放化疗过程中突发饮水呛咳,首先应考虑食管气管瘘的可能。食管 X 线碘剂造影显示对比剂自食管中段左前壁溢出进入左主支气管内,可以明确诊断食管气管瘘。除此之外,造影还发现食管上段右前壁对比剂外溢并呈囊袋状聚集,提示食管上段纵隔瘘或食管上段憩室可能。但外凸囊袋影轮廓不规则,边缘欠光整,不符合常见憩室的表现。随后的 CT 增强扫描在印证了食管造影显示的食管气管瘘的同时,也排除了食管上段憩室的可能,因为食管上段对比剂外溢处正是放化疗前纵隔肿大淋巴结所在位置。因放化疗导致的肿瘤细胞大量坏死,肿瘤快速退缩造成了食管纵隔瘘。

临床要点

后天性食管瘘是指撕裂、穿孔、病变侵蚀等原因所致的食管与邻近器官的异常交通。根据瘘口的连接位置,可分为食管气管瘘、食管纵隔瘘、食管胸腔瘘、食管主动脉瘘等。其中食管气管瘘及食管纵隔瘘较多见。食管气管瘘常见原因为晚期食管癌、食管异物、气管切开损伤气管后壁、胸外伤、器械损伤(食管镜手术)、食管腐蚀伤等。内镜仍是诊断食管气管瘘的金标准。

【影像学表现】

1.X线造影表现　上消化道造影可以动态、连续地观察造影剂从瘘口通过瘘管进入气管或肺。同时,它可以显示瘘口在食管中的确切位置,也可以观察瘘口的尺寸和形状。①窗型:瘘管极短,食管侧瘘口与气道侧瘘口较大。②管型:瘘管粗细较均匀,食管侧瘘口与气道侧瘘口之间由管状瘘管相连。③线型:食管侧瘘口与气道侧瘘口之间可见线样迂曲瘘管相通,瘘管粗细不均匀。④不规则型:食管侧瘘口与气道侧瘘口之间由不规则样瘘管相通。但是上消化道造影难以确定病因及更容易造成肺部感染。

2.CT表现　CT直接征象即瘘口及瘘管。CT可以清晰显示瘘口的位置、大小、长度、与周围组织器官的关系。可行三维重建,可更加敏感地发现瘘口。食管壁和气管支气管壁连续性中断,还可看到瘘管中存在气体、炎性分泌物或食物残渣。若并发瘘管周围的纵隔炎,纵隔、食管和呼吸道周围的脂肪间隙模糊不清,食管气管瘘口并不容易发现。连续观察可发现食管和呼吸道缺陷缺损。此外,也会出现局部呼吸道管壁增厚。

【鉴别诊断】

1.食管憩室　早期憩室呈半月形膨出,后期憩室呈球形垂于纵隔内。憩室壁一般光滑整齐,内部黏膜与食管黏膜相延续;憩室囊内有食物残渣时可见充盈缺损,并发炎症时黏膜粗糙紊乱。CT扫描时憩室壁一般较薄,周围脂肪间隙清晰。

2.对比剂误咽入气管　新生儿吞咽功能发育不完善、老年人吞咽功能退化、经口鼻腔消化道插管等均可造成食管造影时对比剂误咽入气管,造影过程中若不注意观察,很容易误诊为食管气管瘘。食管X线造影检查时可以先行双斜位观察及摄片,视野范围上缘一定要包括梨状窝。如果存在对比剂误咽,则可以看到气管自起始部开始显影,对比剂逐渐进入气管下段及支气管内;食管气管瘘时气管的显影先从瘘口所在位置开始,受气管内气流的影响,气管可以自下往上逐渐显影。

第三节　食管溃疡

病例　男,34岁,主诉:胸痛4年余。侧位食管造影图像示食管中下段局部黏膜结构紊乱,局部见一不规则龛影突出于食管腔外,周边光滑整齐,边缘锐利(图11-13箭头所示)。

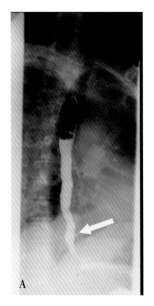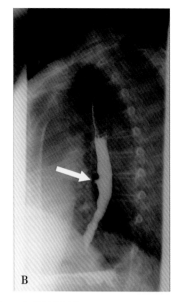

A. 右前斜位图像；B. 左前斜位图像

图 11-13 食管溃疡 X 线造影表现

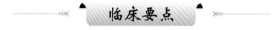

34 岁男性，以"胸痛 4 年余"为主诉入院，体格检查未见明显异常。侧位食管 X 线造影图像示食管中下段局部黏膜结构紊乱，局部见一不规则龛影突出于食管腔外，周边光滑整齐，边缘锐利，无黏膜皱襞破坏、僵硬及中断，结合病史考虑为食管良性溃疡。

临床要点

食管溃疡是指由不同病因引起的食管各段黏膜层、黏膜下层甚至肌层破坏而形成的坏死性病变。临床上食管溃疡比胃溃疡和十二指肠溃疡少见。食管溃疡患者主要症状为胸骨后疼痛，常伴反酸、烧心或吞咽困难、非典型胸痛和体重下降，严重时可并发出血、梗阻甚至穿孔。食管溃疡发病机制目前尚不明确，可能与长期物理或化学损伤、感染性疾病、结缔组织疾病而导致的食管黏膜自身防御、修复功能和外界损害因素间失衡有关。

【影像学表现】

1. X 线造影表现　恶性溃疡周围皱襞至溃疡边缘呈中断破坏，而良性溃疡绝大多数病例溃疡周围黏膜增粗、迂曲、紊乱，但无中断、破坏。黏膜表面上出现一些 0.2～0.4 cm 的小圆龛影；还可出现局限性小充盈缺损，直径约 0.5 cm，最大不超过 2 cm；食管壁不僵硬。

2. CT 表现　主要表现为食管壁局部不规则增厚，恶性溃疡周围管壁僵硬，增强扫描呈明显强化，良性溃疡管壁柔软，增强扫描呈轻-中度强化。

【鉴别诊断】

1.食管癌　表现为食管黏膜皱襞破坏,食管腔狭窄,管壁僵硬。食管壁局部出现不规则龛影及充盈缺损。

2.食管良性肿瘤　腔内规则或不规则的充盈缺损,边缘光整,钡剂多可顺利通过,邻近及对侧管壁柔软,蠕动正常,黏膜纹无中断破坏。

3.食管结核　表现为食管充盈缺损、龛影、狭窄,黏膜紊乱、破坏等表现。CT提示食管壁增厚及纵隔淋巴结增大,可合并肺结核。

第四节　食管穿孔

病例1　女,86岁,主诉:胸骨后疼痛3 d。横断位CT平扫图像示上纵隔近食管上段旁软组织增厚伴积气(图11-14A箭头所示);冠状位静脉期CT图像示食管上段管壁增厚,增强后轻度强化,腔内可见高密度影,周围纵隔内见气体影(图11-14B箭头所示)。

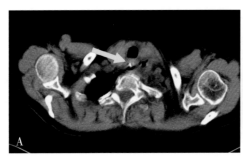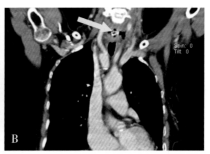

A.横断位平扫图像;B.冠状位静脉期图像

图11-14　食管穿孔CT表现(病例1)

诊断思路

86岁女性,以"胸骨后疼痛3 d"为主诉入院,查体可见胸廓对称,无局部隆起、塌陷、压痛,呼吸运动正常。CT显示上纵隔近食管上段旁软组织增厚伴积气,增强扫描见食管上段管壁增厚,周围纵隔内气体影。门诊胃镜检查提示食管异物。结合病史,考虑食管上段异物并食管穿孔。

病例2　男,52岁,主诉:进食后食管疼痛17 d。横断位CT平扫图像、横断位静脉期CT图像、矢状位静脉期CT图像、冠状位静脉期CT图像示食管上段周围纵隔内混杂密度影,其内见低密度影、气体影,纵隔内间隙密度增高,增强后未见明显强化(图11-15箭头所示)。

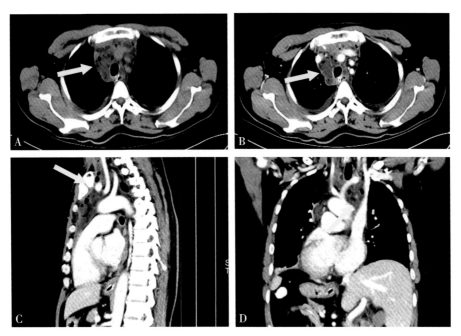

A. 横断位平扫图像；B. 横断位静脉期图像；C. 矢状位静脉期图像；D. 冠状位静脉期图像

图 11-15　食管穿孔 CT 表现（病例 2）

诊断思路

　　52 岁男性，以"进食后食管疼痛 17 d"为主诉入院，查体可见胸廓对称，无局部隆起、塌陷、压痛。CT 表现为食管上段腔内周围纵隔内见混杂密度影，其内见低密度影、气体影，纵隔内间隙密度增高，增强后未见明显强化。结合病史，考虑食管穿孔，纵隔感染、积液、积气。

　　病例 3　男，52 岁，主诉：食管异物 3 d。横断位 CT 平扫、横断位静脉期 CT、冠状位静脉期 CT、矢状位静脉期 CT 图像示食管胸段腔内斜条形高密度影，病灶向食管前壁突出，周围见渗出影，局部形成包裹，与左主支气管关系密切，周围脂肪间隙模糊（图 11-16 箭头所示）。

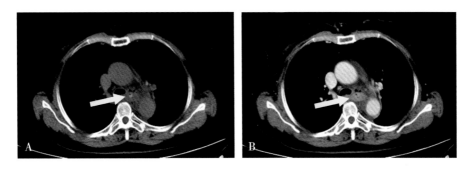

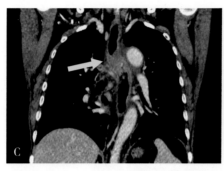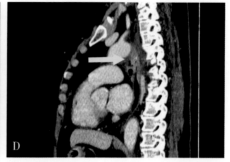

A. 横断位平扫图像;B. 横断位静脉期图像;C. 冠状位静脉期图像;D. 矢状位静脉期图像

图 11-16 食管穿孔 CT 表现(病例 3)

诊断思路

52 岁男性,以"食管异物 3 d"为主诉入院,查体可见胸廓对称,无局部隆起、塌陷、压痛。CT 表现为食管胸段腔内可见斜形条状高密度影,病灶向食管前壁突出。周围见渗出影,局部形成包裹,与左主支气管关系密切,周围脂肪间隙模糊。结合病史,考虑食管异物并穿孔、纵隔感染。

临床要点

食管穿孔是一种较少见的疾病,一旦发生,病情险恶,可引起致死性的纵隔炎、纵隔脓肿和主动脉破裂等严重的并发症,死亡率较高。食管穿孔分为损伤性食管穿孔和特发性食管穿孔两种,以前者多见。损伤性食管穿孔原因依次为食管异物、医源性损伤及腐蚀性损伤。特发性食管穿孔系因过量饮酒、便秘、分娩、催吐剂、颅脑外伤等引起的剧烈呕吐,以及不恰当的吞咽动作等,导致食管内压急剧升高,引起食管壁全层破裂穿孔。几乎都发生在下段食管。食管穿孔表现:①胸部及腹部剧烈的疼痛,呈强迫体位,痛苦面容,并伴吞咽困难。②颈部皮下气肿及纵隔气肿。严重时可扩展至颜面和腹股沟。③全身脓毒性感染症状。④纵隔炎及脓肿、脓胸、大血管破裂等严重并发症。

【影像学表现】

1. X 线表现　40% 的患者经 X 线检查可发现纵隔气肿。颈部食管穿孔表现为颈筋膜层有游离气体,对比剂漏出食管外。胸部食管穿孔示纵隔积气或纵隔影增宽,一侧或两侧积液积气。若有纵隔脓肿形成,可显示致密阴影或气-液平;碘油或水溶性碘剂食管造影,可见对比剂外溢。

2. 内镜表现　食管镜检查对胸部创伤、异物引起的食管损伤有重要诊断价值。当食管造影阴性时,有时用食管镜可直接看到食管损伤的情况,并能提供准确的定位,了解污染的情况。食管镜的结果也有助于治疗的选择。

3. CT 表现　当临床怀疑有食管损伤而 X 线检查又不能提示确切的诊断依据时,进一步的诊断方法还包括胸部 CT 检查。当 CT 影像有以下征象时,应考虑食管穿孔的诊断:①异物穿破食管壁,围绕食管的纵隔软组织内有气体。②在纵隔或在胸腔的脓腔紧靠食管。③充气的食管与一个邻近纵隔或纵隔旁充液的腔相通。④胸腔积液特别是左侧胸腔积液更进一步提示食管穿孔的可能。用 CT 对患者进行最初疗效的随诊观察,也是特别有效的方法。

【鉴别诊断】

1. 器械检查损伤或未穿孔的食管异物　颈部食管穿孔虽颈部疼痛及胀感,吞咽或颈部活动时可加剧,但检查时胸锁乳突肌前缘往往有压痛,局部可有肿胀及皮下气肿,体温及白细胞计数逐渐增高。X 线检查发现颈筋膜层有游离气体。

2. 胃及十二指肠穿孔　食管下段穿孔后常出现上腹部肌紧张,因纵隔炎脊椎活动可使疼痛加剧。感染波及膈上胸膜,可引起肩部疼痛。

第五节　食管破裂

病例 1　女,65 岁,主诉:食管破裂 8 月余。正位食管造影图像示食管下段一瘘口影(图 11-17A 箭头所示);右前斜位图像示食管右侧管壁不规则,可见充盈缺损(图 11-17B 箭头所示)。横断位 CT 平扫图像示食管扩张,后纵隔软组织增厚(图 11-17C 箭头所示);冠状位 CT 平扫图像示食管扩张,纵隔间少量气体影,后纵隔软组织增厚(图 11-17D 箭头所示)。

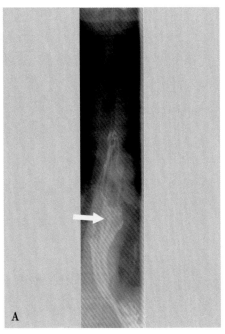
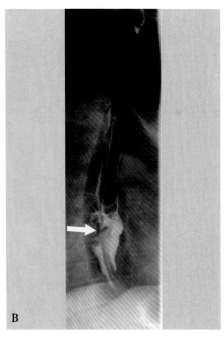

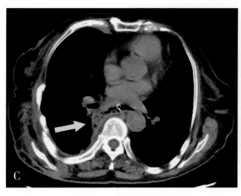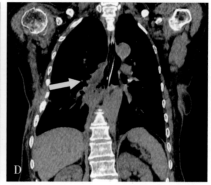

A. 正位 X 线造影图像；B. 右前斜位 X 线造影图像；C. 横断位 CT 平扫图像；D. 冠状位 CT 平扫图像

图 11-17　食管破裂 X 线造影及 CT 表现

诊断思路

65 岁女性，以"食管破裂 8 月余"为主诉入院，查体可见胸廓对称，无局部隆起、塌陷、压痛。食管 X 线造影示食管下段一瘘口影，对比剂进入右下肺支气管内。CT 显示食管扩张，后纵隔软组织增厚。综合考虑为食管破裂，食管瘘形成。

病例 2　男，65 岁，主诉：上腹痛半天。横断位、冠状位 CT 平扫图像示食管下段管壁不规整、形态失常，周围纵隔内见混杂密度影（图 11-18 箭头所示）。

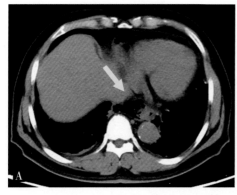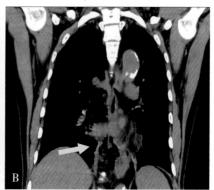

A. 横断位平扫图像；B. 冠状位平扫图像

图 11-18　食管破裂 CT 表现（病例 2）

诊断思路

65 岁男性，以"上腹痛半天"为主诉入院，查体可见腹平坦，腹部无压痛、反跳痛。CT 显示食管下段不规整并周围纵隔内积气。结合患者临床表现及影像特征，诊断为食管破裂。

病例 3　男，65 岁，主诉：恶心呕吐伴胸痛 8 h。横断位 CT 平扫图像示食管中下段扩张并形态失常、管壁欠完整,与纵隔相通,纵隔内见多发气体影,颈部见气体影(图11-19箭头所示)。

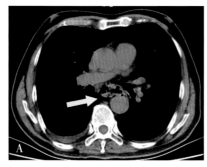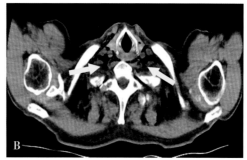

A、B.横断位平扫图像

图11-19 食管破裂CT表现(病例3)

诊断思路

65岁男性,以"恶心呕吐伴胸痛8h"为主诉入院。患者进食苹果及酸奶后出现恶心呕吐,伴有胸骨上段哽噎感,随后出现右下胸痛,伴有后背牵涉痛。症状在呼吸时发作,考虑病变位于食管。查体可见腹平坦,腹部无压痛、反跳痛。CT表现为双侧颈部及纵隔内多发积气影,食管中下段扩张并形态失常、管壁欠完整,与纵隔相通,食管右侧旁见混杂密度影。结合病史,综合考虑为食管破裂并食管纵隔瘘。

临床要点

食管破裂可发生于钝性损伤、锐器伤及火器伤,也可因剧烈呕吐致自发性食管破裂。由于含有各种细菌的食物及反流胃内消化液溢入纵隔内,可引起严重纵隔感染。亦有因外伤、异物或腹内压骤然增高(如剧烈呕吐或分娩等)引起,或为医源性损伤如做食管镜、胃镜检查时操作不当所致。食管破裂典型临床症状包括呕吐、胸痛和皮下气肿。食管损伤后症状与损伤部位有关:①颈段食管破裂时主要表现为颈部疼痛、吞咽困难及声音嘶哑。②胸段食管破裂时主要表现为胸骨后或上胸部剧烈疼痛。食管穿孔进入胸膜腔时,可引起液气胸,因而可有患侧胸痛、呼吸困难及发绀等症状。③腹段食管破裂时可出现上腹部腹膜炎症状。

诊断要点:有外伤、呕吐或食管镜检查等致食管破裂病史,早期可有突发性胸痛或上腹部疼痛,且向肩背部放射,并有发热、气促及呼吸困难,颈部可扪及皮下气肿等食管破裂穿孔后症状。

【影像学表现】

1.X线表现 ①纵隔气肿及皮下气肿;②纵隔增宽及纵隔内液气平;③胸腔积液;④液气胸;⑤肺不张及肺炎。上述征象缺乏特异性,无法明确诊断,且10%以上病例会出现假阴性。颈椎侧位检查对怀疑颈段食管破裂意义较大,颈前软组织肿胀或咽后间隙增宽均提示脓肿形成。

用可吸收性对比剂做食管造影,确诊率为90%~95%。阳性结果是看到对比剂溢出食管管腔,但阴性结果不能排除自发性食管破裂。碘化油有一定的黏稠度,可以用泛影葡胺作对比剂,让患者分别采用左、右和平卧位3种姿势造影,增加瘘口显示的机会。

2. CT表现　食管破裂穿孔时,CT典型表现为破裂区食管周围可见不规则软组织块影,内见气体或液体积聚,局部食管管壁不规则增厚。与食管造影检查相比,CT空间和密度分辨率高,对于脂肪间隙中的小气泡和包裹积液内的少量气体,CT不易遗漏病变,延误诊断。对于管腔外液体、血肿或脓肿鉴别,CT更具有无可比拟的优势。此外,CT可清晰显示食管周围、纵隔及胸腔积液性质及范围,是否合并肺部感染或胸膜增厚,是否形成脓肿,指导临床合理选择手术或综合治疗方案。

【鉴别诊断】

1. 溃疡性穿孔　患者常有溃疡病史,发病比较突然,以剧烈上腹部疼痛为主要表现。腹部检查可发现腹肌紧张、压痛、反跳痛比较明显,腹部X线检查可以见到膈下游离气体。

2. 自发性气胸　患者常有慢性阻塞性肺疾病病史,表现为突发剧烈胸痛和呼吸困难。典型X线表现可以看到肺门部压缩,气体常聚集于胸腔外侧或者肺尖,局部透亮度增加,肺纹理消失。

3. 心绞痛　患者既往有高血压、糖尿病病史,年纪较大,多于劳累、进食或者激动以后诱发。胸痛是典型特征,含服硝酸甘油以后可以明显缓解症状。

参考文献

[1] 崔荣丽,周丽雅,闫秀娥,等.食管下段柱状上皮岛临床病理特点研究[J].中华消化内镜杂志, 2015,32(1):18-23.

[2] 付娅,吕志武,吴建维,等.以假复层纤毛柱状上皮为特征的食管重复畸形一例[J].中华消化内镜杂志,2020,37(7):516-517.

[3] 张蔚然,沈镜孚,张扬,等.29例创伤性膈肌破裂或膈疝临床分析[J].肝胆胰外科杂志,2022, 34(3):174-177.

[4] 冯锦荣.X光射线诊断食管裂孔疝的临床效果观察与分析[J].影像研究与医学应用,2022, 6(4):121-123.

[5] 张海静,胡海清.食管裂孔疝诊治进展[J].中华胃肠内镜电子杂志,2020,7(1):33-38.

[6] 崔若棣,杨光勇,刘兆天,等.多层螺旋CT诊断新生儿食管闭锁和食管气管瘘的价值[J].影像科学与光化学,2022,40(1):124-127.

[7] 罗丽明,马旺生,李元林,等.食管闭锁伴食管气管瘘误诊肺炎1例[J].食管疾病,2021,3(3): 239-240.

[8] 黄建斌,曹林德,韦文桦.CT食管造影在食管术后并发食管瘘诊断中的应用[J].实用放射学杂志,2022,38(2):209-212.

[9] 华凯云,廖俊敏,谷一超,等.儿童胃镜下食管球囊扩张术后食管穿孔的诊治体会[J].中华小儿外科杂志,2021,42(7):583-587.

罕少见病例篇

第十二章 食管结核

病例 男,22岁,主诉:间断进食哽噎感、胸骨后疼痛1月余。横断位CT平扫图像示食管中段左后方软组织密度肿块,相应管腔狭窄(图12-1A箭头所示);横断位静脉期CT图像示食管中段左后方团块状软组织密度影,呈中度不均匀强化,相应管腔狭窄(图12-1B箭头所示);冠状位、矢状位静脉期CT图像示病灶形态、范围、与周围组织关系(图12-1C、D箭头所示)。

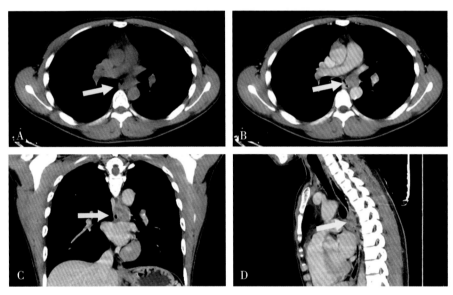

A.横断位平扫图像;B.横断位静脉期图像;C.冠状位静脉期图像;D.矢状位静脉期图像

图12-1 食管结核CT表现

诊断思路

22岁男性,以"间断进食哽噎感、胸骨后疼痛1月余"为主诉入院,体格检查无明显阳性体征。CT平扫及增强扫描显示食管中段左后方团块状软组织密度影,增强扫描呈中度不均匀强化,相应管腔狭窄,提示食管占位性病变。患者3年前诊断为"肺结核",结合病史,食管结核应在考虑范围之内。

　　食管结核在临床极为少见,是由结核分枝杆菌感染所致的食管壁炎性肉芽肿性病变,占胃肠道结核的0.14%～0.50%。食管结核可发生于各年龄组人群,但以中青年较为多见。女性略多于男性,男女比为1∶1.3。由于食管结核通常不以结核中毒症状出现,而多以吞咽困难、进食梗阻、胸骨后疼痛甚至呕血等为首发症状,极易漏诊误治,有学者报道误诊率高达65.7%。食管结核分为原发性和继发性两种类型。原发性食管结核指结核分枝杆菌直接侵入食管黏膜,结核病灶以食管结核为主。身体其他部位无明显结核病灶。继发性食管结核往往是食管周围及纵隔淋巴结结核直接或间接侵入食管壁而引起。内镜直视下主要有溃疡型和增生型两种表现。前者结核性肉芽肿主要位于黏膜下及浅肌层,病情发展后肉芽肿内的结核菌与浸润细胞一同坏死形成干酪样病灶并向管腔溃破即形成溃疡。后者则以位于黏膜深层及肌层的大量增生的结核肉芽肿和纤维组织为特征,呈瘤样或外压性肿物凸向管腔,造成管腔狭窄。

【影像学表现】

　　1.X线表现　病变多位于食管中段,表现为充盈缺损、龛影、管腔狭窄,黏膜紊乱、破坏,但管壁尚柔软,可并发外牵性憩室、瘘管或窦道形成。一些与食管长轴平行的线形小溃疡,其X线表现可以正常。

　　2.CT表现　CT检查对诊断食管结核有一定的帮助,常能发现肺内结核或食管周围肿大淋巴结,且可显示肿块并判断肿块与食管壁间的关系,特别是由纵隔淋巴结结核侵及食管者。CT也可表现为食管管壁局限性增厚,但是缺乏特异性,难以和其他疾病鉴别。CT显示病变基底在食管壁及正常食管间呈渐移性变薄,其外侧缘与周围脂肪边界模糊,无清晰的轮廓征象,据此可考虑为慢性炎性反应充血水肿所致;软组织肿块较大且对邻近周围器官有包绕征,但不会有推压移位;软组织肿块内密度不均,中心区可出现更低密度区或散在特征性的点状钙化影。

　　3.超声内镜表现　溃疡型病灶常表现为食管壁低回声增厚且层次不清,可见点状、条索状高回声。增生型病灶超声表现为食管壁内或壁外低回声团块,壁内病灶一般边界不清,伴中央钙化;壁外型常与外膜紧密粘连。部分病灶内可见管状低回声区,为窦道的表现。

　　4.内镜表现　病变处呈结节样隆起,表面有火山口样溃疡,苔薄,边缘整洁,周边黏膜相对正常,组织有一定韧性,病理活检时出血或接触性出血不如癌组织明显。部分患者内镜下活检诊断阳性率较低,特别是局限于黏膜下病变者,可能数次活检仍难以确诊。但这并不代表内镜检查无诊断价值,其诊断意义不在于确诊结核,而在于排除食管癌及其他病变。

【鉴别诊断】

　　1.食管癌　①结核患者年纪较轻,多见于中青年,往往小于40岁,尤其是女性多考虑为结核,而癌多发生在中老年男性。②症状轻、非进行性吞咽困难且与食物形状无关、病程较短者多考虑为结核,而癌的吞咽困难呈进行性加重,病程较长,常伴有消瘦、贫血或恶病质。③有结核病史或结核接触史,结核菌素皮试、血清结核抗体阳性有助于结核诊断。④肿瘤细胞学,食管镜活检多次检查为阴性者或多次反复检查不能确诊者,可考虑抗结核试验性治疗。治疗过程中如梗阻、胸痛及结核中毒症状均减轻,内镜观察病灶缩小,甚至痊愈,且无肿瘤证据,则可诊断食管结核;如2个月左右病灶无好转迹象,应考虑食管癌,争取手术。

2.食管平滑肌瘤 X线造影为表面光滑的充盈缺损,与正常食管间界限清晰,基底部较宽,呈锐角或有环形征。若行超声内镜检查,可发现食管结核病变边界不似平滑肌瘤边界呈类圆形,形状可不规则,层次结构不清,食管壁明显增厚,壁内见低回声病变,其内见点状高回声影。部分食管外膜中段和食管旁可有数个肿大淋巴结,其内可见钙化灶。

参考文献

[1]李园,刘霆.食管结核1例诊治体会并文献复习[J].中国普通外科杂志,2021,30(2):236-240.
[2]任帅,王冬侠.食管结核并发食管瘘一例[J].中华消化杂志,2018,38(9):637-638.
[3]杨莹莹.食管结核的诊断进展及现况分析[J].检验医学与临床,2017,14(24):3702-3704.

第十三章 食管纤维血管性息肉

病例 男,45岁,主诉:异物感5年,进行性吞咽困难2年余。食管X线造影图像示食管上段类椭圆形充盈缺损,边缘规则,邻近食管管腔狭窄,对比剂通过尚顺利(图13-1箭头所示)。

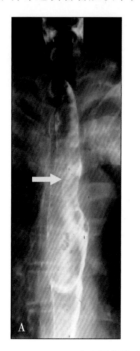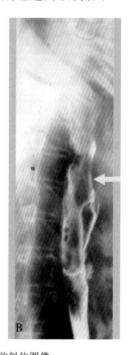

A.正位图像;B.右前斜位图像

图13-1 食管巨大息肉X线造影表现

诊断思路 ▌▌▌

45岁男性,以"异物感5年,进行性吞咽困难2年余"为主诉入院,体格检查无明显异常体征。X线造影图像示食管上段类椭圆形充盈缺损,边缘规则,邻近管腔狭窄,对比剂通过顺利,考虑起源于食管的巨大占位性病变。

◁◁◁ 临床要点 ▷▷▷

食管纤维血管性息肉(esophageal fibrovascular polyp)是临床上较少见的病变,约占所有食管肿瘤病变的1%。本病多见于50岁左右的成年男性,常为单发。通常起源于颈段食管黏膜下层,也可见于咽部的带蒂腔内良性肿物,较少恶变。绝大部分息肉通常来源于食管的两处肌肉相对薄弱处:一处为环咽肌上、食管入口之上的环咽肌上三角区(Killian 三角);另外一处则是位于环咽肌以下、食管入口之下的环咽肌下三角区(Laimer 三角),由纤维组织、脂肪组织及血管等构成,表面被覆正常鳞状上皮,在生长过程中受到食管蠕动挤压而形成较大的长条状带蒂肿物,其所含的纤维和脂肪组织的比例可有很大程度的差异。患者在早期阶段一般无症状,大部分患者有不良主诉时息肉直径已达到相当大小(7~25 cm)。由于病变带蒂,患者的一些临床表现可带有特殊性,如息肉样物的反流、吞咽后缓解等。患者还可出现吞咽困难、异物感、胸骨后或上腹部不适、吞咽痛、呕吐、体重减轻、咳嗽、呼吸短促、构音困难,更有甚者因息肉压迫气管,误吸入气管而造成窒息。当消化食物时带蒂息肉顶部从贲门突向胃部,蒂扭转导致表面溃疡形成,可出现黑便、贫血等上消化道出血的临床表现。上消化道出血和误吸虽然在临床上较少见,但会对患者造成严重损害。

【影像学表现】

1.X 线表现 表现为食管扩张伴食管上端括约肌近端腔内长条形平滑充盈缺损,表面光滑,可随吞咽动作轻微上下移动。X 线造影对病变根蒂部显示不佳。

2.CT 表现 食管腔内软组织肿块,因所含纤维及脂肪组织比例的不同,CT 值不同。增强 CT 可显示息肉内部由根蒂部发出的营养血管及病变周围器官组织之间的关系。

3.MRI 表现 冠状位、矢状位及不同成像序列,能够提供肿块成分组成等有效信息。脂肪组织成分在 T_1 加权像表现为高信号,而在压脂序列表现为低信号。T_1 和 T_2 加权像的低信号可以提示纤维血管成分。

4.内镜表现 腔内可活动并覆盖食管正常黏膜上皮的肿块。可清楚显示息肉的大小、部位、累及食管壁的深度、表面是否光滑、根蒂部情况等。因为其表面被覆正常外观的黏膜上皮,大约 25% 的病变由于被误认为是正常食管壁而在做内镜检查时漏诊。

【鉴别诊断】

1.食管平滑肌瘤 食管平滑肌瘤 X 线造影表现为表面光滑的充盈缺损,与正常食管间界限清晰,基底部较宽,呈锐角或有环形征,而食管息肉可随吞咽动作轻微上下移动,根据此特点可与平滑肌瘤鉴别。增强 CT 可显示息肉根蒂部及其营养血管,与宽基底的平滑肌瘤进行鉴别。

2.食管壁外压性病变 X 线造影、CT 检查可显示病灶与食管壁的关系,并显示食管黏膜情况,可与壁外病变进行鉴别。

参考文献

[1]姜维,王拥军.食管纤维血管性息肉诊断及治疗研究进展[J].中华医学杂志,2016,96(42):3434-3436.

[2]陈应泰,崔健,姜冠潮,等.食管上段巨大纤维血管性息肉一例[J].中华外科杂志,2005(6):67.

[3]符有文,刁胜林.巨大食管纤维血管性息肉一例[J].临床放射学杂志,2000(12):817.

第十四章　食管肉瘤样癌

病例　男,68 岁,主诉:进食反流 50 年,腹痛 10 年,哽噎感 1 年。双斜位食管 X 线造影图像示食管上段黏膜结构紊乱、破坏,扩张欠佳,对比剂通过尚顺利(图 14-1A、B 箭头所示)。横断位 CT 平扫图像示食管上段管壁增厚(图 14-1C 箭头所示);横断位动脉期、静脉期 CT 图像示食管上段管壁增厚,呈轻-中度不均匀强化(图 14-1D、E 箭头所示);冠状位、矢状位静脉期 CT 图像示食管上段病变形态、范围、与周围组织关系(图 14-1F、G 箭头所示)。内镜检查示食管一巨大黏膜隆起,表面光滑(图 14-1H)。

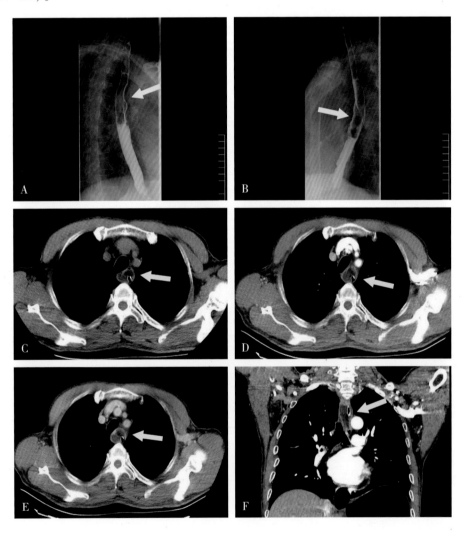

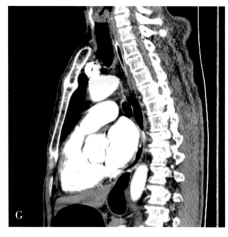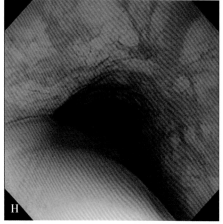

A. 右前斜位 X 线造影图像；B. 左前斜位 X 线造影图像；C. 横断位 CT 平扫图像；D. 横断位动
脉期 CT 图像；E. 横断位静脉期 CT 图像；F. 冠状位静脉期 CT 图像；G. 矢状位静脉期 CT 图像；
H. 内镜图像

图 14-1　食管肉瘤样癌 X 线造影、CT 及内镜表现

诊断思路

68 岁男性，病史提供食管癌复查，主诉为"进食反流 50 年，腹痛 10 年，哽噎感 1 年"，病变位于食管上段，查体无明显异常体征。影像征象显示食管上段黏膜结构紊乱、破坏，局部管壁增厚；CT 增强扫描呈轻-中度不均匀强化，病变以上食管管腔扩张。综上分析，考虑食管上段占位性病变，倾向于恶性可能。

临床要点

食管肉瘤样癌是源于间叶组织的恶性肿瘤，约占消化道肉瘤的 8%，约占食管恶性肿瘤的 0.5%。据国内报道，按照病理起源，食管肉瘤样癌可分为纤维肉瘤、平滑肌肉瘤、淋巴肉瘤和横纹肌肉瘤等类型。食管肉瘤样癌可发生于任何性别与年龄，大多为单发。有学者将其大体分型为乳头型和溃疡型。前者是乳头型的梭形细胞瘤自食管的黏膜层向管腔内生长，境界分明，发展和转移慢，组织破坏也较轻微；后者是溃疡型的圆形细胞瘤呈弥漫性浸润、生长迅速，可致阻塞、出血和穿孔等。食管肉瘤样癌如造成食管狭窄，则可有吞咽困难及胸口烧灼感。

【影像学表现】

1. X 线表现　发生于黏膜层的肉瘤，大多形成一个巨大的肿块样充盈缺损，表面不规则，管腔狭窄。对比剂通过受阻，狭窄以上食管扩张，与食管癌难以区分。发生于壁内或黏膜外的肉瘤，则可见食管病变段出现较规则的圆形或卵圆形充盈缺损，表现可类似食管良性肿瘤的"环形征"，对比剂偏流或叉状分流。如向腔外突出，则可勾画出整个肉瘤的外形、大小及范围。此外，若肉瘤的表面出现坏死，可形成溃疡，显示龛影。

2. CT 与 MRI 表现　表现与食管癌相似。

3. 内镜表现　腔内肿物,可有蒂,黏膜糜烂、粗糙、质脆,触之易出血,还可有糜烂、坏死组织等。

【鉴别诊断】

食管癌:食管肉瘤样癌进展缓慢,症状时轻时重,病史多较长;而食管癌一般呈进行性加重,病情发展快,病史相对要短。食管肉瘤样癌肿块大小与吞咽困难症状并非平行发展,这是由于本病主要向食管腔外生长,较少侵犯食管黏膜;而食管癌与之不同,它主要是起源于食管黏膜的病变。

参考文献

[1] 杨建涛,石磊,谢铁明,等.食管肉瘤样癌的影像病理对照分析[J].医学影像学杂志,2019,29(8):1329-1333.

[2] 张志强,杨双林,张丽平.食管癌肉瘤的影像学诊断[J].中国临床实用医学,2010,4(3):91-92.

[3] 江定.食管癌肉瘤影像学表现与病理对照分析[J].肿瘤基础与临床,2009,22(5):426-427.

第十五章 食管脂肪肉瘤

病例 女,54 岁,主诉:胸痛 7 年,进行性吞咽困难 3 年。食管 X 线造影图像示食管上段充盈缺损,表面欠光滑,黏膜结构紊乱,管腔狭窄,对比剂通过尚顺利(图 15-1A、B 箭头所示);横断位 CT 平扫图像示食管上段混杂密度肿块影,以脂肪密度为主,相应管腔变窄,邻近气管受压(图 15-1C 箭头所示)。

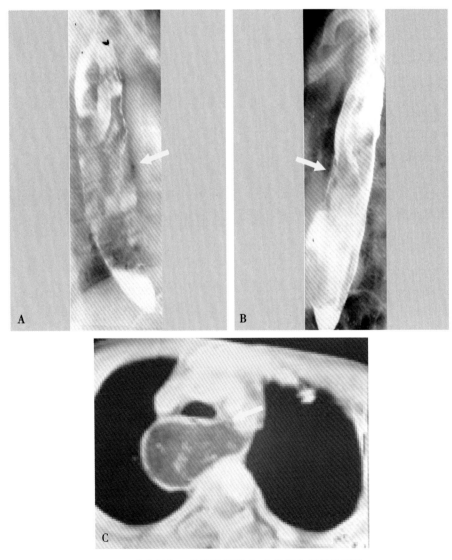

A.右前斜位 X 线造影图像;B.左前斜位 X 线造影图像;C.横断位 CT 平扫图像

图 15-1 食管脂肪瘤 X 线造影及 CT 表现

诊断思路

54 岁女性,以"胸痛 7 年,进行性吞咽困难 3 年"为主诉入院。查体无明显异常体征。影像征象:X 线造影表现为食管上段充盈缺损并黏膜结构紊乱,相应管腔狭窄;CT 显示肿块密度混杂,以脂肪密度为主。结合影像表现及发病率,考虑为脂肪源性肿瘤。

—≪≪ **临床要点** ≫≫—

脂肪肉瘤是成人最常见的间叶来源软组织肿瘤,可发生于全身各处,好发部位为下肢深部软组织和腹膜后,约占间叶肿瘤的20%。发生于食管的脂肪肉瘤罕见,占所有胃肠道脂肪肉瘤的1.2%~1.5%。根据细胞成分可将脂肪肉瘤分为5个亚型:高分化脂肪肉瘤、黏液样/圆细胞型脂肪肉瘤、多形性脂肪肉瘤、去分化脂肪肉瘤、混合型脂肪肉瘤。其中高分化脂肪肉瘤多见,占30%~40%。有研究表明,食管脂肪肉瘤好发于中老年男性,男女比例约为1.3:1,大多数位于食管颈段,多呈管腔内息肉样生长,生长缓慢。当其体积增大到一定程度时可引起相应症状,主要表现为进行性吞咽困难、反流、咽部异物感、胸骨后不适、体重减轻、贫血和发热等,部分患者因肿物巨大压迫气管表现为呼吸困难。肿瘤组织镜下可见分化程度不一的脂肪细胞、成脂肪细胞及梭形细胞,以及少量间质细胞。3 种细胞相互混杂移行,与胚胎发育相似的各个阶段的成脂肪细胞是病理诊断的关键。

【影像学表现】

1. X 线表现　食管管腔呈膨胀性扩张,壁不规整,可见大小不等的充盈缺损。由于脂肪瘤起源于食管黏膜下层,故无明确黏膜破坏,肿块表面无明确龛影,可见对比剂于肿块表面的不均匀涂抹征。

2. CT 与 MRI 表现　在扩张的食管腔内见含脂肪密度为主的肿块,根据成分比例及分化程度的不同,脂肪瘤可表现为脂肪密度、软组织密度或混杂密度,增强后不均匀强化,无外侵征象。CT 及 MRI 对脂肪组织有较高的定性准确率。值得注意的是,脂肪肉瘤根据病理分型的不同,影像学表现各异,不同病理类型可同时存在于同一肿瘤内,没有发现脂肪组织并不能排除脂肪肉瘤的可能。

3. 内镜表现　肿块表面光滑,多有包膜,与周围组织分界清楚,切面常为灰白色、鱼肉样表现。

【鉴别诊断】

1. 蕈伞型食管癌　食管腔内不规则软组织影,表面粗糙,邻近食管壁僵硬,增强扫描常明显强化,病灶内可见液化坏死,可伴邻近食管继发性扩张。

2. 食管平滑肌瘤　食管管壁局限性软组织肿块影,边缘光滑,与周围组织分界清楚,增强扫描强化程度较低。

3. 食管错构瘤　罕见,病灶呈圆形或椭圆形,边缘光滑无毛刺,可见浅分叶,其内多混杂脂肪密度和钙化。

参考文献

[1]魏毅,雷军强.食管巨大脂肪肉瘤 1 例[J].中国医学影像学杂志,2021,29(7):687-688.

[2]穆兰,周林,杨冬均.食管腔内喉咽起源脂肪肉瘤一例[J].中华放射学杂志,2021,55(5):557-558.

[3]易昌盛,岳鹏,胡文腾,等.手术切除食管巨大脂肪肉瘤 1 例[J].临床肿瘤学杂志,2021,26(7):670-672.

第十六章　食管淋巴瘤

病例1　男,34 岁,主诉:吞咽疼痛 3 月余,伴间断发热 20 d。横断位 CT 平扫图像示食管颈段甲状腺层面食管管壁增厚(图 16-1A 箭头所示);横断位动脉期 CT 图像示食管上段管壁增厚呈轻度强化,病灶与邻近正常组织分界不清,压迫邻近气管(图 16-1B 箭头所示);横断位 PET-CT 图像示喉部声门右侧软组织代谢活跃(图 16-1C),食管颈段及胸上段管壁增厚,代谢活跃(图 16-1D)。胃镜检查:距门齿 40 cm 以下可见食管左后壁黏膜条状糜烂,血管纹理紊乱,贲门黏膜糜烂(图 16-1E)。病理 H-E 染色示食管 NK/T 淋巴瘤(图 16-1F)。

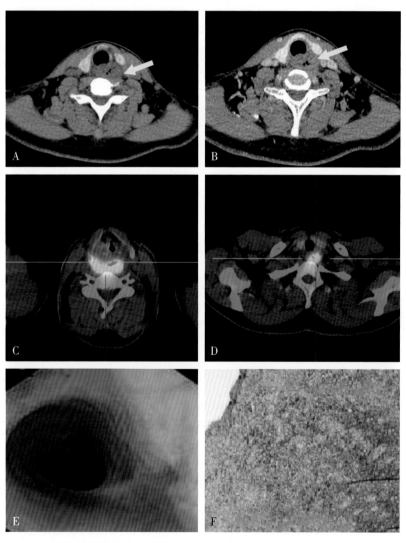

A. 横断位 CT 平扫图像;B. 横断位动脉期 CT 图像;C、D. 横断位 PET-CT 图像;

E. 内镜图像;F. 病理图像

图 16-1　食管淋巴瘤 CT、内镜及病理表现

诊断思路

　　34 岁男性,以"吞咽疼痛 3 月余,伴间断发热 20 d"为主诉入院。咽部专科检查示咽后壁淋巴滤泡及舌扁桃体增生,环后区及右侧梨状窝内壁及底部可见淡红色新生物,表面溃疡。影像征象:CT 显示食管颈段甲状腺层面管壁增厚,呈轻度不均匀强化,管腔狭窄。喉咽后壁软组织增厚,双侧梨状窝变浅。双侧颈动脉鞘内可见多发强化均匀肿大淋巴结影,部分较大。临床及影像学表现提示咽部及食管病变,考虑同一来源,偏向于恶性可能,进一步病理检查证实为淋巴瘤。

　　病例 2　男,35 岁,主诉:吞咽疼痛 3 月余伴间断发热 20 d。横断位 CT 平扫图像示两侧梨状窝变窄,两侧杓会厌皱襞及食管上段管壁均匀增厚(图 16-2A、B);横断位动脉期、静脉期 CT 图像示均匀增厚的杓会厌皱襞及食管上段管壁呈轻-中度强化,食管上段轮廓欠清晰,右侧食管气管沟见肿大淋巴结影(图 16-2C ~ F)。病理 H-E 染色显示 NK/T 淋巴细胞瘤(图 16-2G、H)。

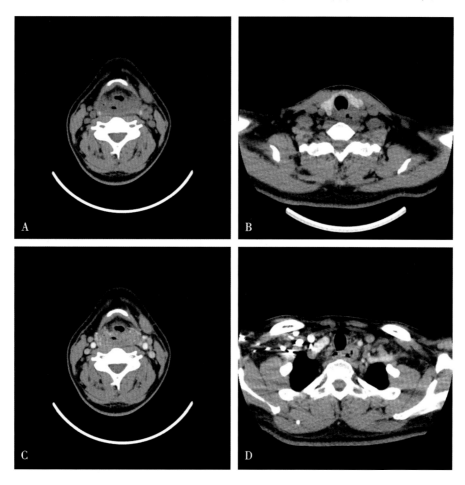

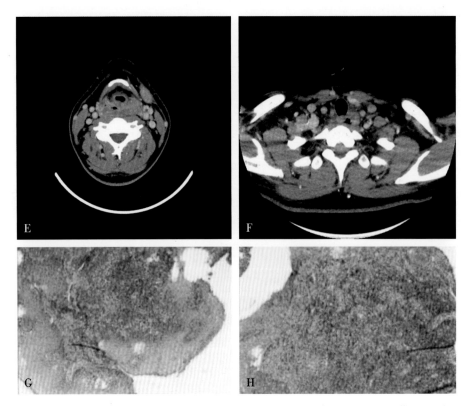

A、B. 横断位 CT 平扫图像；C、D. 横断位动脉期 CT 图像；E、F. 横断位静脉期 CT 图像；G、H. 病理图像

图 16-2　食管上段及下咽淋巴瘤 CT 及病理表现

诊断思路

　　35 岁男性，以"吞咽疼痛 3 月余，伴间断发热 20 d"为主诉入院。CT 图像示两侧构会厌皱襞及食管上段管壁均匀增厚，食管上段局部管腔明显狭窄，增强扫描病灶呈轻-中度不均匀强化，右侧食管气管沟见肿大淋巴结影。CT 提示病变范围较大，跨越下咽及食管上段，且食管上段管壁为环形较均匀增厚，管腔虽有狭窄表现，但患者进食困难表现并不突出。结合患者影像及临床表现，应考虑淋巴瘤的可能。

临床要点

　　原发性胃肠道淋巴瘤是常见的结外淋巴瘤，占淋巴瘤的 10%~20%。其中以胃和小肠常见，食管淋巴瘤罕见。食管淋巴瘤大多数为非霍奇金淋巴瘤，其中以 B 细胞型多见，约占 78%。食管淋巴瘤可分为原发性及继发性。原发性食管淋巴瘤属于淋巴结外淋巴瘤，较少见，在全部胃肠道肿瘤中所占比例不到 4%。诊断原发性食管淋巴瘤必须符合以下条件：①浅表淋巴结无肿大；②胸部 CT 检查正常，无纵隔淋巴结肿大；③以消化道病变为主，若有淋巴结受侵，只能局限于唯一淋巴引流区；④血常规白细胞计数、分类正常；⑤无其他结外器官受累。继发性食管淋巴瘤多由于淋巴瘤累及食管或者其他部分的淋巴瘤累及食管，比原发性更多见。食管淋巴瘤好发于食管中下段，多为 50 岁以上的男性。患者早期一般无任何症状,随着瘤体增大,可逐渐出现吞咽困难等症状。本病的临床诊断主要依靠病理学检查及免疫组化检查。

【影像学表现】

1. X 线表现 病变处食管管壁不规则增厚,可见结节样突起。局部黏膜可以形成增粗、增厚、扭曲的纵向黏膜皱襞,形似静脉曲张样改变。由于增厚的纵向黏膜皱襞形成后可以产生黏膜溃疡,发展严重时可以发生食管气管瘘。肿瘤大小与食管狭窄程度不成正比。

2. CT 与 MRI 表现 食管黏膜下结节或肿块,可突入管腔内,密度均匀,食管壁不规则异常增厚,管腔狭窄,增强后呈轻度渐进性均匀强化。可显示邻近纵隔内的淋巴结。

3. 内镜表现 突入食管腔内肿物,表面较光滑,充血、水肿,触之易出血,是诊断原发性食管淋巴瘤的重要手段,可以用肉眼直接观察病变并取活检进行组织学检查。

【鉴别诊断】

1. 食管静脉曲张 病变范围长,黏膜皱襞明显增宽、迂曲,呈蚯蚓状或串珠状充盈缺损。管壁边缘呈锯齿状,管壁柔软,纵隔无淋巴结肿大。CT 增强常见食管壁血管结节样强化表现,门静脉增宽伴食管旁血管影增多、增粗、扭曲表现,临床上常伴门静脉高压表现和症状。

2. 食管平滑肌瘤 是食管常见的良性肿瘤,发生于食管黏膜下。表现为食管管壁内的局限性肿块,与正常组织分界清晰,密度均匀,CT 强化程度高于淋巴瘤,纵隔内淋巴结肿大少见。

3. 食管癌 表现为食管管壁局限性不规则增厚,表面粗糙,可有坏死,邻近管腔狭窄,扩张受限,钡剂通过困难,CT 增强病灶中度以上强化。食管淋巴瘤大小与食管狭窄程度不成比例,淋巴瘤的强化程度低于食管癌。

参考文献

[1] 徐海燕,宫希军,潘景润,等.原发性食管淋巴瘤一例[J].中华放射学杂志,2020,54(10):1018-1019.

[2] 王文生,陈东风.食管黏膜相关淋巴组织淋巴瘤的研究进展[J].胃肠病学和肝病学杂志,2018,27(9):1063-1066.

[3] 曹婧语,张蕾.原发食管 NK/T 细胞淋巴瘤 1 例及相关文献复习[J].肿瘤基础与临床,2016,29(3):272-273.

第十七章　食管多原发癌

病例　男,75 岁,主诉:胸痛 8 年,进行性吞咽困难 5 年,加重 1 年。X 线造影示食管黏膜多发节段性破坏,局部纠集,管壁不规则,管腔狭窄,扩张受限,对比剂通过迟缓(图 17-1 箭头所示)。

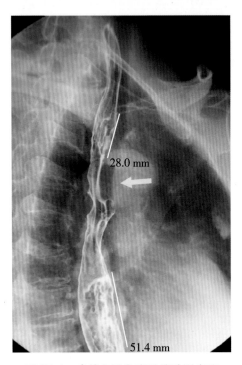

28.0 mm

51.4 mm

图 17-1　食管多原发癌 X 线造影表现

诊断思路

75 岁男性,以"胸痛 8 年,进行性吞咽困难 5 年,加重 1 年"为主诉入院。X 线造影显示食管黏膜多发节段性破坏,管腔狭窄,扩张受限。以上符合食管恶性占位性病变 X 线造影表现。

临床要点

多原发癌(multiple primary malignancy,MPM)是指同一个体的单个或多个器官、组织同时或者先后发生两个或两个以上独立的原发性恶性肿瘤。小于 6 个月者为同时性,大于 6 个月者为异时性。MPM 好发于消化系统,特别是食管癌,无论是作为初发还是后发原发癌;与一般人群比较,食管癌人群 MPM 发生风险增加。作为食管癌的一种特殊类型,多原发食管癌包括各原发病灶均在食管及发生于食管外其他器官组织的原发性恶性肿瘤。与食管癌相关的 MPMs 发病率高达 9.5% ~ 21.9%,好发部位为头颈部、胃部、肺部、肾脏和结直肠等。1932 年及 1961 年 Warren 等提出的 MPM 诊断标准主要包括:①每个癌灶必须独立存在;②各自具有不同的病理学形态;③癌灶间必须间隔一定距离的正常组织;④除外其他器官转移而来的或复发性癌;⑤不包括家族性腺瘤病和溃疡性结肠炎的 MPM。MPM 病因机制尚未明确,可能与机体的生物遗传因素、自身免疫功能缺陷或紊乱、长期接触同种或多种致癌物质及患者的不良生活习惯等有关。

【影像学表现】

1. X 线表现　与食管癌、其他部位原发癌表现相似。

2. CT 与 MRI 表现　与食管癌、其他部位原发癌表现相似。

3. PET-CT 表现　可通过计算 $\triangle SUV_{max}$ 值来鉴别转移灶和 MPMs。

4. 内镜检查　可以用肉眼直接观察病变并取活检进行组织学检查。

【鉴别诊断】

食管癌并转移:转移灶与原发病灶影像表现具有相似性及同步性,可通过 PET-CT 计算 $\triangle SUV_{max}$ 值来鉴别转移灶和 MPM,最终需活检病理进行确诊。

参考文献

[1] 张炳煌,骆献阳,陈爱民,等. 67 例下咽和食管同时性多原发癌临床分析[J]. 中华耳鼻咽喉头颈外科杂志,2021,56(5):499-503.

[2] 中国抗癌协会食管癌专业委员会,中国下咽与食管癌协同诊疗工作组. 下咽与食管多原发癌筛查诊治中国专家共识[J]. 中华外科杂志,2020,58(8):E003.

[3] 文珍,张彦秋,吴蓉,等. 首发为食管鳞癌的多原发癌患者临床特征及生存分析[J]. 中国应用生理学杂志,2021,37(4):407-414.

第十八章　原发性食管小细胞癌

病例1　男,62岁,主诉:进食哽噎感4月余,加重1月余。横断位CT图像示食管中下段管壁增厚、管腔变窄(图18-1A箭头所示);横断位动脉期、静脉期CT图像示食管中下段增厚管壁呈轻度强化(图18-1B、C箭头所示)。病理H-E染色示低分化癌,结合免疫组化,符合涎腺型小细胞低分化癌(不伴神经内分泌分化),可能起源于食管壁的黏液腺(图18-1D)。

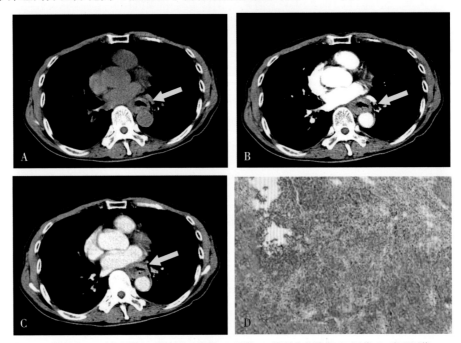

A.横断位CT平扫图像;B.横断位动脉期CT图像;C.横断位静脉期CT图像;D.病理图像

图18-1　食管小细胞癌CT及病理表现

诊断思路

62岁男性,以"进食哽噎感4月余,加重1月余"为主诉入院。CT显示食管中下段管壁增厚、管腔变窄,增强见轻度强化,周围脂肪间隙模糊。结合病史及胃镜检查,考虑食管恶性肿瘤,结合病理诊断为食管小细胞癌。

病例2　男,46岁,主诉:咳嗽、咳痰半年余,进食后哽噎伴呛咳20天余。横断位CT平扫图像示食管中下段明显增厚,周围组织间隙不清(图18-2A箭头所示);食管中下段、贲门管壁明显增厚,周围间隙不清,肝脏实质内可见多发低密度结节(图18-2B箭头所示)。横断位动脉期CT图像示病灶呈中度强化,管腔变窄,浆膜面毛糙,与周围组织分界不清,纵隔内可见肿大淋巴结(图18-2C、D

箭头所示)。横断位静脉期 CT 图像示病灶强化程度未见明显减低,周围肿大淋巴结可见中度强化(图 18-2E 箭头所示);食管中下段、贲门管壁明显增厚,与周围组织分界不清(图 18-2F 箭头所示)。胃镜图像示进镜距门齿 26 ~ 40 cm 左后壁黏膜增厚、糜烂、溃疡,阻塞管腔,内镜可通过(图 18-2G)。病理 H-E 染色图像示食管小细胞神经内分泌癌 G_3(图 18-2H)。

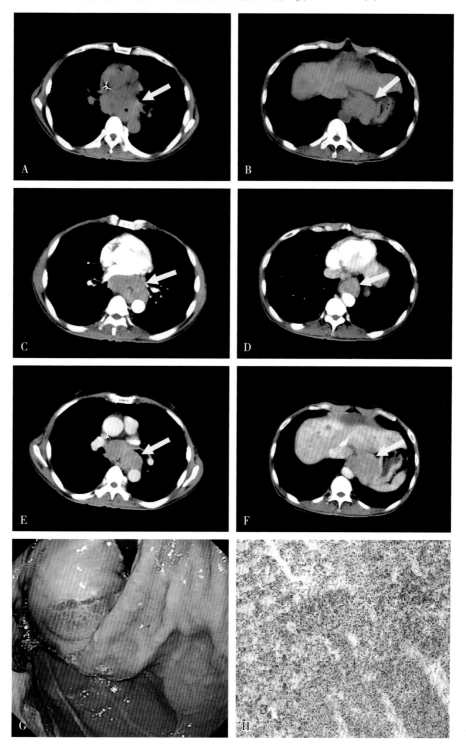

A、B.横断位 CT 平扫图像;C、D.横断位动脉期 CT 图像;E、F.横断位静脉期 CT 图像;G.内镜图像;H.病理图像

图 18-2　食管小细胞癌 CT、内镜及病理表现

诊断思路

46 岁男性,以"咳嗽、咳痰半年余,进食后哽噎伴呛咳 20 天余"为主诉入院,查体未见明显阳性体征。结合 CT 平扫加增强表现提示食管中下段、贲门管壁增厚,增强后中度强化,管腔变窄,浆膜面毛糙,与正常组织分界不清,周围可见肿大淋巴结,考虑为食管中下段、贲门的恶性占位性病变。结合病理诊断为食管小细胞癌。

临床要点

原发性食管小细胞癌(primary esophageal small cell carcinoma,PESCC)是一种罕见的恶性肿瘤。小细胞未分化癌绝大部分发生在肺内,仅 5% 左右发生在肺外器官,其中以食管小细胞癌多见。根据组织学形态,食管小细胞癌可分为燕麦细胞型、小圆细胞型、小细胞型。燕麦细胞型癌细胞多呈小梭形,似燕麦样,细胞排列紧密,呈镶嵌状,极易出现挤压现象;小圆细胞型癌细胞小,呈圆形,细胞排列较疏松,散在,但有较明显的巢状结构;小细胞型(小圆细胞或燕麦细胞)伴有灶性鳞癌样或腺癌样分化。前两种称作单一型,后一种称作混合型。小细胞癌中神经内分泌源性标志物有较高强度的表达,NSE、Syn、CgA 等常为高表达。食管小细胞癌具有生长快、病程短、侵袭性强、进展快及早期可发生淋巴结和血行转移等特点,其中肝和肺是最常见的转移部位。原发性食管小细胞癌临床表现以吞咽困难多见,与其他恶性食管肿瘤表现类似,无特征性改变;发病年龄高峰在 60 岁左右,多位于食管中下段,对化疗及放疗极为敏感,但缓解期短,短期内易复发或远处转移,预后差。

【影像学表现】

1. X 线表现　不规则充盈缺损,病变处黏膜中断、紊乱、破坏,管腔狭窄,对比剂通过困难。
2. CT 与 MRI 表现　食管壁明显增厚,管腔狭窄,增强后呈中度强化,侵犯壁外时周围邻近器官、组织受累,可有周围淋巴结肿大。

【鉴别诊断】

食管鳞癌:食管小细胞癌的 X 线造影及 CT 表现与其他病理类型食管癌从影像特征方面进行鉴别存在困难,主要通过病理进行确诊。

参考文献

[1]杜庆武,庞青松,王平.原发性食管小细胞癌分子机制及治疗进展[J].中国肿瘤临床,2021,48(14):738-742.

[2]项丹,陈一天,徐益琛,等.32 例食管小细胞癌的临床分析[J].临床肿瘤学杂志,2018,23(12):1114-1117.

[3]张唐娟,李印,韩渭丽,等.529 例食管原发小细胞癌临床流行病学特征及治疗和预后分析[J].中国肿瘤临床,2016,43(13):571-576.

CT 新技术篇

第十九章 扫描方案

一、常规扫描方案

以 Revolution CT 为例。

1. 扫描范围　自胸廓入口至肋膈角，或根据病变范围确定扫描范围。

2. 扫描参数　管电压采用自动管电压选择技术（kV assist），通常采用 100～120 kVp，管电流采用自动管电流调制技术，范围设置为 80～400 mAs，噪声指数 NI 值为 12，探测器宽度为 80 mm，螺距为 0.992：1，球管转速为 0.5 s/r，扫描层厚为 5 mm，层间距为 5 mm，重建层厚、层间距均为 1.25 mm。

3. 注射方案　增强扫描采用双筒高压注射器以 3.0 mL/s 的流速注射碘对比剂 80 mL，后以相同的流速注射生理盐水 20 mL；采用经验值方法，对比剂注射 30 s 后采集动脉期图像，60 s 左右静脉期扫描。

二、能谱扫描方案

1. 扫描范围　自胸廓入口至肋膈角，或根据病变范围确定扫描范围。

2. 扫描参数　管电压为 80、140 kVp 瞬时高速切换，管电流采用 CT 能谱智能匹配技术（GSI assist），噪声指数 NI 值为 12，探测器宽度为 80 mm，可智能匹配患者扫描所需的转速、管电流；螺距为 0.992：1，扫描层厚为 5 mm，层间距为 5 mm，重建层厚、层间距均为 1.25 mm。

3. 注射方案　增强扫描采用双筒高压注射器以 3.0 mL/s 的流速注射碘对比剂 80 mL，后以相同的流速注射生理盐水 20 mL；采用经验值方法，对比剂注射 30 s 后采集动脉期图像，60 s 左右静脉期扫描。

三、双能量扫描方案

1. 扫描范围　自胸廓入口至肋膈角，或根据病变范围确定扫描范围。

2. 扫描参数　采用两套球管螺旋扫描，管电压分别为 80、150 kVp，采用智能管电压 CARE kV 联合智能管电流 CARE Dose 技术，根据患者的定位像自动为患者选择合适的管电流范围，参考范围 60～300 mAs，转速 0.5 s/r，螺距为 0.6，重建图像层厚为 1.00 mm，层间距为 1.00 mm，图像采用 ADMIRE（Force 机型）迭代算法，Strength=3 重建或者采用 SAFIRE（Flash 机型或其他机型）迭代算法进行重建，同时自动分别重建低能级与高能级以及低能高能按混合比 0.6：1 的混合双能量图像，可在西门子后处理工作站 Syngo.via 图像后处理软件利用 CT Dual-Eenergy 软件后处理模块进行双能量参数图像分析，包括单能级图像、碘密度值图、有效原子序数图、有效原子序数融合图。

3. 注射方案　增强扫描采用双筒高压注射器以 3.0 mL/s 的流速注射碘对比剂 80 mL,后以相同的流速注射生理盐水 20 mL;采用经验值方法,对比剂注射 30 s 后采集动脉期图像,60 s 左右静脉期扫描。

四、光谱扫描方案

1. 扫描范围　自胸廓入口至肋膈角,或根据病变范围确定扫描范围。

2. 扫描参数　管电压 120 kVp,管电流采用 DoseRight 自动管电流调节技术,DoseRight 指数 21,管电流范围设置为 100~400 mAs,探测器宽度为 40 mm,螺距为 0.9,球管转速为 0.5 s/r,扫描层厚为 5 mm,层间距为 5 mm,重建层厚、层间距均为 1 mm,自动生成相应光谱 SBI 数据。

3. 注射方案　增强扫描采用双筒高压注射器以 3.0 mL/s 的流速注射碘剂 80 mL,后以相同的流速注射生理盐水 20 mL;采用经验值方法,对比剂注射 30 s 后采集动脉期图像,60 s 左右静脉期扫描。

参考文献

[1]石明国,高剑波.能谱 CT 在血管成像中的临床应用[J].中国医疗设备,2016(7):6-8.
[2]王晓霜,吕艺,韩芳,等.能谱 CT 在肿瘤中的应用研究进展[J].中国医学计算机成像杂志,2020,26(1):81-84.
[3]罗春材,李涛,杨立.双层探测器能谱 CT 的特点及临床应用[J].中国医疗设备,2021,36(7):170-173.

第二十章　图像后处理及特点

一、能谱重建技术特点

(一)物质分离

经过高、低两组电压扫描的 X 线衰减的图像可以表达为两种基物质的密度图,这个过程就是物质分离。任何结构或组织对 X 线的吸收都能通过两种基物质的吸收组合来表达。物质分离图像中的每一个体素反映了相应的物质密度信息。从物质密度图像上可以测量出每一个体素的密度,单位为 mg/mL。由此可见,能谱成像能够提供物质定量分析的能力。物质分离可以应用于以下几个方面。

1.增强识别能力　能谱 CT 成像通过碘水物质分离可以产生碘基物质密度图像,通过增强期强化碘基图上的碘汇聚能力可以敏感地识别病灶含碘对比剂的浓度变化,从而提供病灶有无强化的准确的诊断信息,同时也增大了病灶与周围组织间的对比度,有助于提高小病灶的检测能力。

2.虚拟平扫　虚拟平扫通过碘水分离后获得不含碘物质的水基图像(类似于常规平扫图像),可以判别病灶内是否有钙化,或用于展示尿路结石。此技术的应用可以减少扫描次数,从而降低扫描辐射剂量。

3.碘钙分离　碘钙分离技术,可以将含碘的对比剂和钙化灶区分开来,可以用于尿路结石的判别及血管钙斑去除后管腔狭窄程度的评估等。

4.组织灌注成像　在 CT 增强图像上,通过测量碘基图像上的碘浓度可以定量测定病灶的摄碘量,有效反映组织器官的血流动力学状态。

5.放疗与化疗效果的评估　能谱 CT 成像不仅可以展示人体组织器官的形态学改变,还可以结合组织病理学研究,显示生物代谢的改变。通过测量肿瘤的碘含量反映放疗与化疗前后血供的变化和治疗的效果。

(二)单能量图像

能谱成像能够测量出物质的 X 线衰减系数,并进一步将这种衰减的变化转化为会产生同样衰减的两种物质密度。通过使用这两种物质的质量吸收系数随能量变化的关系和密度值,就能计算出感兴趣的物质在各个单能量点中对 X 线的吸收,从而实现单能量 CT 成像。单能量图像表示单一能量的 X 线光子照射物体所产生的图像,能够准确地反映物质随 X 线能量变化的过程。通过最佳单能量水平的选择,可以获得比常规 CT 图像更高的图像质量、信噪比和对比度噪声比。单能量图像可以应用于以下几个方面。

1. 优化解剖结构　能谱 CT 成像可以提供 40 ~ 140 keV 共 101 种单能量图像,通过调节管电压可以获取组织结构显示的最佳对比度噪声比。

2. 去除伪影　能谱 CT 成像所产生的单能量图像消除了常规 CT 图像硬化伪影的弊端,能够在颅脑成像、颅内动脉瘤栓塞术后获得良好的成像效果,为临床提供有效信息。

3. 显示阴性结石　不同单能量水平下胆囊阴性结石显示的密度不同。随着能量水平的增高,结石的密度从低密度至等密度,再从等密度至高密度。这种密度变化方式有助于胆囊阴性结石的鉴别。

4. 图像融合　图像融合(image fushion)技术可以将不同水平的单能量图像进行整合,重组出兼具不同水平单能量图像优点的图像,可以用于病灶的检测和细微结构的显示等,同时也不降低图像质量。

5. 血管优化成像　不同于常规 CT 只能提供单一管电压下的混合能量图像,能谱 CT 成像可以提供 101 种 keV 的单能量图像。选择显示血管的最佳单能量图像,可以提高血管显示的对比度,很好地显示常规 CT 条件下显影不佳甚至未见显影的血管。

(三)能谱曲线

CT 成像可以显示不同病变和人体组织随 keV 变化而变化的 X 线衰减系数,从而产生反映不同病变和人体组织特征性的能谱曲线。随着 keV 的变化,不同单能图像间组织结构对比不同,不同组织结构和同一组织结构的不同细节均发生改变。能谱曲线反映了物质的能量衰减特性。从物理学角度来讲,每一种物质都具有其特有的能谱曲线,所以从医学的角度可推断出不同的能谱曲线代表不同的结构和病理类型。

(四)有效原子序数

有效原子序数是从原子序数中引申发展而来的一个概念。如果某元素对 X 线的质量衰减系数与某化合物或混合物的质量衰减系数相同,该元素的原子序数就是某化合物或混合物的有效原子序数。能谱 CT 的高压瞬切技术及独特的宝石探测器可以完美地消除线束影伪影,实现在原始数据空间层面进行物质解析,从而得到真实的物质 X 线衰减曲线。然后根据曲线上 70 keV 和 120 keV 获得数值进行计算,可得到有效原子序数,可用于物质检测、鉴别及物质分离。

二、双能量重建技术特点

(一)单能谱图和能谱曲线

单能谱图描述的是图像在不同的 keV 能量水平下的表现。能谱曲线是指某一感兴趣区域的衰减随光子能量的变化而发生改变的曲线。通过双能扫描,可以虚拟计算出物质在各个单能量下的 CT 值,从而生成单能谱图和能谱曲线。由于碘对比剂等高原子序数的物质对低能量的 X 光子的吸收能力强,所以在低能量的单能谱图中,对比剂增强的血管和病灶等组织拥有比普通单能扫描更好的对比度,可以用来优化显示病灶。但是由于低能量的 X 光子穿透能力弱,低能量单能谱图的图像噪声一般会比普通单能扫描高。因此,使用单能谱强化病灶时,并不是 X 光子能量越低越好,而是需要根据病灶和发病部位的不同,选择合适的单光子能量(keV 值)来平衡对比度和噪声。而根据高能量 X 光子穿透能力强的特点,高能量单能谱图常被用来消除金属伪影。根据能谱曲线的曲线形态可以区分脂性物质和非脂性物质。能谱曲线的形态主要受到病灶内碘浓度的影响,所以能谱曲线能够在一定程度上反映病灶的增强状况。

(二)双能指数

双能指数是一种较直观的根据双能 CT 数据获取物质信息的方法。双能指数目前可用于分析非增强状态下的物质,主要是在扫描时间内较稳定的物质。当有对比剂存在时,组织的双能指数会增大,且与对比剂浓度成正比。但是由于对比剂在人体内随血液流动,不同器官不同时间的对比剂浓度会一直改变,所以无法依靠一个确定数值或者阈值来进行鉴别。肿瘤在延迟期内对比剂的变化较慢,因此双能指数可用于鉴别肿瘤活性。

(三)双能量 CT 物质鉴别算法

双能量 CT 物质鉴别算法的基本原理就是根据不同物质在高低能量下衰减变化的不同来鉴别物质。双能量 CT 系统从一次扫描中可以获得组织的高低千伏图像,并依此生成一个 CT 值二维图。双能量 CT 物质鉴别算法可以分离碘和骨、尿酸盐结石和非尿酸盐结石、肌腱和软骨等。CT 值二维图中不同分离物质分割线的信息(即其斜率),可以事先通过离体试验和物理测定获得。

(四)双能量 CT 三物质分离算法

使用 CT 值二维图,不仅可以定性地鉴别物质,还可以准确地定量获得特定物质(对比剂)的浓度信息。所谓的三物质分离算法,就是假设组织由 3 种不同的物质组成:对于增强状态下的肝,假设其 CT 信号由软组织、脂肪和碘剂的信号组成;对于有肝铁沉积的肝,假设其平扫下的 CT 信号由软组织、脂肪和铁的信号组成;对于增强状态下的肺部,假设其 CT 信号由肺泡组织、空气和碘剂的信号组成。这样,三物质分离算法相对于两个基物质假设更加灵活,并且可以根据不同器官的实际情况来调整基物质的选择,提高计算的准确性。

三、光谱重建技术特点

(一)光谱基数据

光谱基数据(spectral base images,SBI)是包含在重建光谱应用程序中任何光谱结果的光谱数据。SBI 允许即需即查任何光谱结果,无须在主机上重建单独的光谱序列。

(二)虚拟单能级图像

虚拟单能级图像(Mono E)相当于单一能量 X 线成像,能量范围为 40～200 keV,共 161 个能级,以亨氏单位(Hu)为单位。低能级图像可使碘剂及碘剂组织增强显示,高能级图像可减少体内金属异物、碘剂等的线束硬化伪影。

(三)无水碘图

无水碘图表示所显示组织的碘浓度含量,以 mg/mL 为单位,增加碘组织的可视化效果。

(四)碘密度图

碘密度图具有量化碘剂增强效果及提高碘剂增强组织中碘的可视化效果,以 mg/mL 为单位。

(五)有效原子序数图

有效原子序数图利用 X 线的衰减可以对未知元素的原子序数进行计算。基于此原理,并对于不同组织以不同色阶染色,感兴趣区组织进行有效原子序数值的定量分析对比,提高组织显示可视化及定量参数。

(六)钙抑制图

钙抑制图基于对物质的识别和抑制,组织中的含钙体素被虚拟的 CT 值替代,无限接近于组织没有该衰减时的 CT 值。可以根据目标含钙量的多少选择合适的钙抑制指数 X,指数范围为 $25 \sim 100$。

(七)电子密度

电子密度显示各体素所对应的电子密度的相对值分布图,以 [% EDW] 为单位,是和水的电子密度的比值。其测量结果乘以水的电子密度 3.34×10^{29} electrons/m^3 即为绝对电子密度值。临床应用于放疗规划、质子治疗、CT 诊断等。

(八)尿酸图

尿酸图基于对尿酸的识别,只显示含有尿酸的组织,不含尿酸的组织被替换为 –1 024 Hu(显示为黑色)。

(九)去尿酸图

去尿酸图只显示不含尿酸的组织,与尿酸图形成互补。

(十)对比增强结构图

对比增强结构图显示所有含碘对比剂的软组织体素,与 70 keV 虚拟单能级图像保持一致。骨骼及钙化结构体素 CT 值等同于 –1 024(显示为黑色),帮助更好地显示血管和管腔结构。

(十一)碘去除图

碘去除图显示所有不含碘对比剂的体素,与 70 keV 虚拟单能级图像保持一致。包含碘剂的体素 CT 值等同于 –1 024(显示为黑色),帮助去除增强结构。

（十二）虚拟平扫图像

虚拟平扫图像将除碘化组织外的所有组织均以其原始 CT 值表示,碘化像素被识别,并被与其无对比剂增强的 CT 值尽可能类似的虚拟 CT 值所替换,从而生成类似于真实平扫的图像,以 Hu 为单位。

（十三）光谱曲线

光谱曲线是指(感兴趣区域的)亨氏单位(Hu)值,在单能级 40~200 keV 能量范围内变化的分布。曲线可显示感兴趣区域在每个能量水平下的衰减,以及在能量范围内的总体分布。每个感兴趣区域都会用与感兴趣区域颜色匹配的不同的色彩绘制。

（十四）直方图

直方图默认显示感兴趣区域组织在单能级 40~200 keV 能量范围内的分布情况,X 轴显示 Hu 值的范围,Y 轴显示频率。直方图支持任何光谱结果作为 X 轴来绘制显示。

（十五）散点图

散点图显示感兴趣区域中两个变量的关系。感兴趣区域可绘制为任意两个不同光谱结果的一组对比值。据此生成的图显示为散射的点,每个点代表两个轴上的各一个值。

参考文献

[1]高洋.双能 CT 图像重建算法研究[D].重庆:重庆大学,2012.
[2]田士峰,刘爱连.双能 CT 虚拟平扫进展及临床应用[J].国际医学放射学杂志,2014,37(1):4.
[3]张宗军,卢光明.双源 CT 原理与临床应用[J].医疗卫生装备,2007,28(10):2.

第二十一章 病例呈现

病例 1　患者,男,65 岁,食管癌化疗后复查。动脉期 CT 图像示食管中段管壁稍厚,呈轻-中度强化(图 21-1A、B 箭头所示);40 keV 单能级图像,病灶较邻近实质强化程度高(图 21-1C、D 箭头所示);有效原子序数图与动脉期 CT 融合见图 21-1E、F 箭头所示;碘密度图与有效原子序数图融合图像见图 21-1G 箭头所示;碘密度图与虚拟单能级图像融合见图 21-1H 箭头所示;碘密度图与动脉期 CT 融合见图 21-1I;光谱曲线图像中蓝色线为病灶曲线,粉色线为正常实质曲线(图 21-1J、K)。

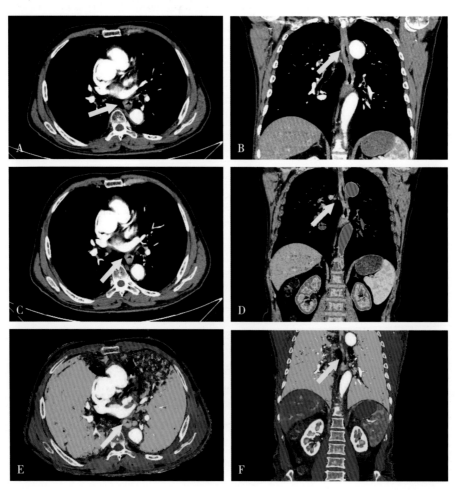

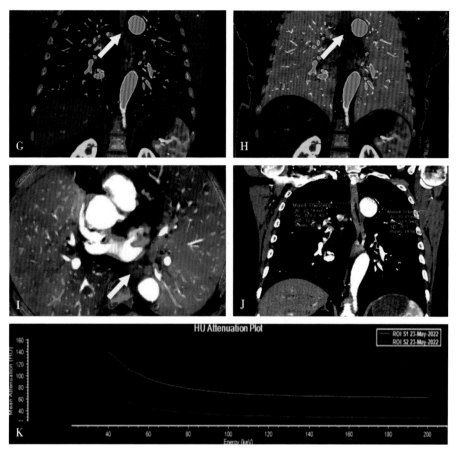

A. 横断位动脉期图像;B. 冠状位动脉期图像;C. 横断位动脉期 40 keV 单能级图像;D. 有效原子序数图与 40 keV 单能级图像融合图像;E. 横断位有效原子序数图与动脉期融合图像;F. 冠状位有效原子序数图与动脉期融合图像;G. 碘密度图与有效原子序数图融合图像;H. 碘密度图与虚拟单能量图像融合图像;I. 碘密度图与动脉期融合图像;J. 冠状位动脉期 ROI 图像;K. 光谱曲线图像

图 21-1 食管癌光谱 CT 表现(食管癌化疗后复发)

病例 2 患者,男,77 岁,食管中上段占位。动脉期 CT 图像示食管中上段管壁明显不规则增厚(图 21-2A、B 箭头所示);40 keV 单能级图像,病灶较邻近实质强化程度高,不均匀明显(图 21-2C、D 箭头所示);有效原子序数图与动脉期 CT 融合见图 21-2E、F 箭头所示;碘密度图与有效原子序数图融合图像中病变部位组织伪彩图与周围食管正常组织对比鲜明(图 21-2G 箭头所示);碘密度图与虚拟单能量融合见图 21-2H 箭头所示;光谱曲线 ROI 见图 21-2I、J;光谱曲线图像中红色线为病灶曲线,紫色线为脂肪组织曲线,黄色线为正常实质曲线(图 21-2K)。

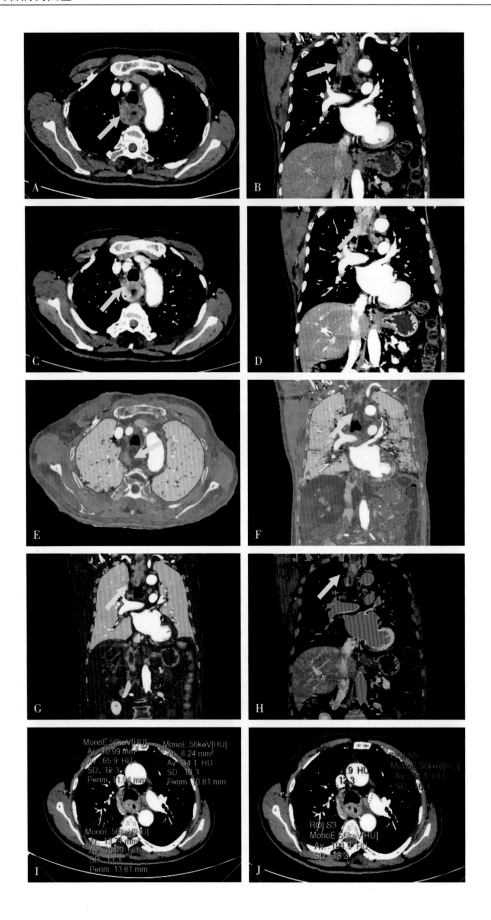

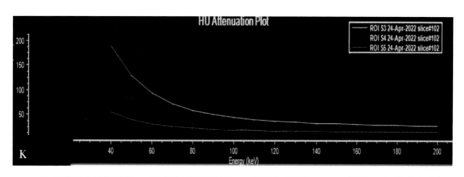

A.横断位动脉期图像;B.冠状位动脉期图像;C.横断位动脉期40 keV图像;D.冠状位动脉期
40 keV单能级单能级图像;E.横断位有效原子序数图与动脉期融合图像;F.冠状位有效原子序数图与动
脉期融合图像;G.冠状位CT碘密度图与有效原子序数融合图像;H.冠状位碘密度图与虚拟单能
量图像融合图像;I、J.光谱曲线ROI图像;K.光谱曲线图像

图21-2 食管癌光谱CT表现(病例2)

病例3 患者,男,73岁,食管中上段增厚。横断位传统增强CT见图21-3A箭头所示;55 keV
单能级图像,由于与周围正常组织的对比增加使病变部位表现突出,提高了病灶的检出率
(图21-3B、C箭头所示);横断位单能级图像与有效原子序数融合图中病变部位组织伪彩图与周围
组织对比鲜明(图21-3D);物质分离散点图见图21-3E;物质分离图像(碘-水)及ROI分析见图
21-3F箭头所示;能谱直方图与曲线图见图21-3G、H。

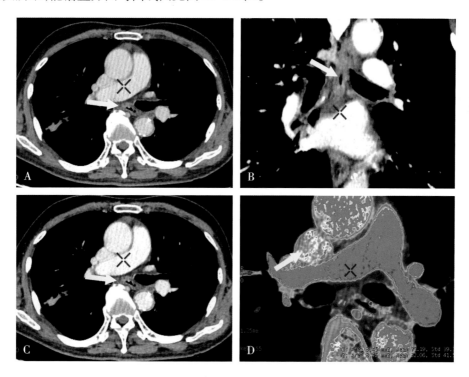

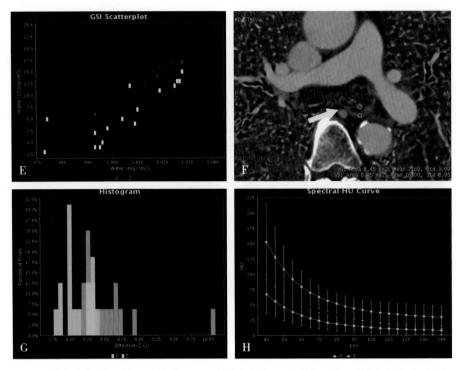

A. 横断位静脉期图像;B. 冠状位 55 keV 单能级图像;C. 横断位 55 keV 单能级图像;D. 横断位单能级图像与有效原子序数图融合图像;E. 物质分离散点图;F. 碘-水物质分离与 ROI 图像;G. 能谱直方图;H. 能谱曲线图像

图 21-3 食管癌能谱 CT 表现

病例 4 患者,男,58 岁,食管癌(鳞状上皮原位癌)。传统动脉期 CT 图像中可见食管中段管壁增厚,增强可见明显强化(图 21-4A、B 箭头所示);有效原子序数图通过彩色编码显示病变部位组织与周围组织对比(图 21-4C、D 箭头所示);单能级图像 ROI 分析自动获取能谱曲线(图 21-4E 箭头所示,图 21-4F)。

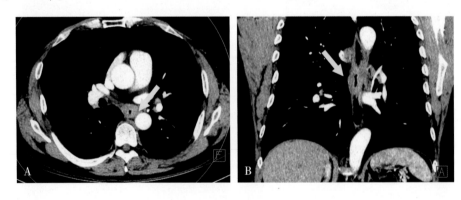

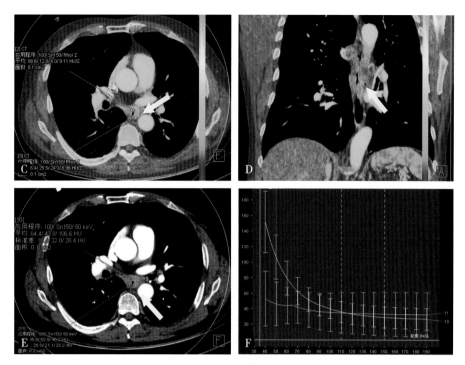

A.横断位动脉期图像;B.冠状位动脉期图像;C.横断位有效原子序数图;D.冠状位有效原子
序数图;E.能谱 ROI 图像;F.能谱曲线图像

图 21-4 食管鳞癌双源 CT 表现(病例 4)

病例 5 患者,男,77 岁,食管癌。增强 CT 图像示食管中段管壁中度强化(图 21-5A、B 箭头所示);40 keV 单能级图像,病灶较邻近实质强化程度高,不均匀明显(图 21-5C、D 箭头所示);有效原子序数图与单能级图像融合图中病变部位组织伪彩图与周围食管正常组织对比鲜明(图 21-5E、F 箭头所示);碘密度图见图 21-5G、H 箭头所示,进行 ROI 分析获得光谱散点图(图 21-5I);食管癌转移肝脏,40 keV 单能级图像(图 21-5J)与碘密度图(图 21-5K),并进行 ROI 分析获得光谱曲线图像(图 21-5L)。

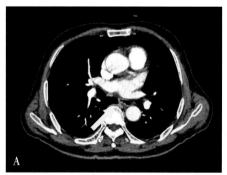
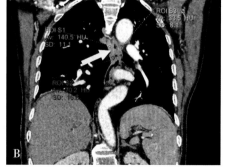

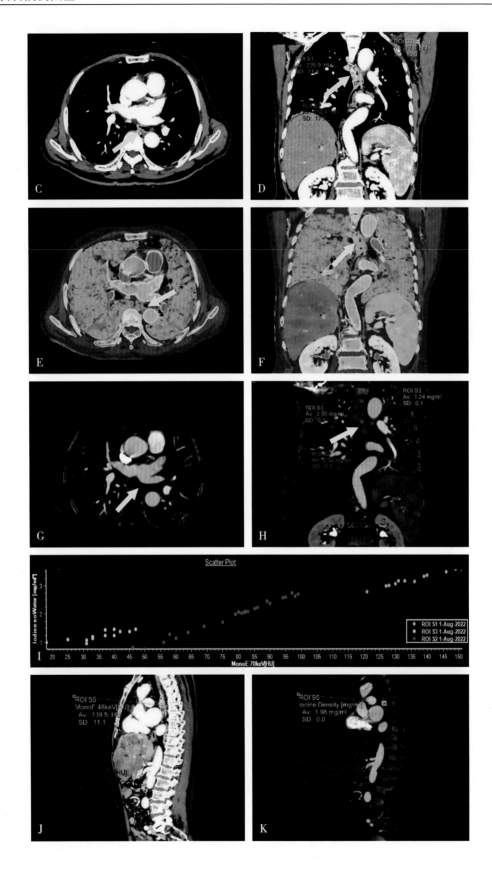

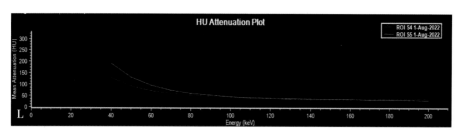

A.横断位动脉期图像;B.冠状位动脉期图像;C.横断位40 keV 单能级图像;D.冠状位40 keV 单能级图像;E.横断位有效原子序数图与单能级图像融合图像;F.冠状位有效原子序数图与单能级图像融合图像;G.横断位碘密度图;H.冠状位碘密度图;I.光谱散点图;J.矢状位40 keV 单能级图像;K.矢状位碘密度图;L.光谱曲线图像

图 21-5 食管癌光谱 CT 表现(病例 5)

病例 6 患者,女,74 岁,食管癌复查(鳞状上皮原位癌)。传统 CT 图像示食管中上段管壁增厚,增强轻-中度强化(图 21-6A、B 箭头所示);有效原子序数图通过彩色编码显示病变部位组织与周围组织对比(图 21-6C、D 箭头所示);单能级图像 ROI 分析自动获取能谱曲线(图 21-6E 箭头所示,图 21-6F)。

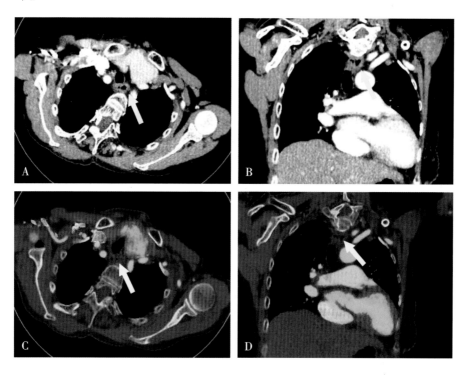

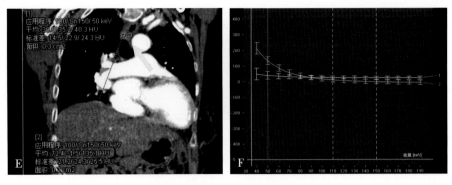

A.横断位动脉期图像;B.冠状性动脉期图像;C.横断位有效原子序数图;D.冠状位有效原子
序数图;E.能谱 ROI 图像;F.能谱曲线图像

图 21-6　食管鳞癌双源 CT 表现(病例 6)

病例7　患者,男,64 岁,食管-贲门占位(低分化鳞状细胞癌)。传统 CT 图像示食管末段管壁
不均匀增厚(图 21-7A、B 箭头所示);60 keV 单能级图像中由于与周围正常组织的对比增加使病变
部位表现突出,提高了病灶的检出率(图 21-7C、D 箭头所示);有效原子序数图见图 21-7E、F 箭头
所示;有效原子序数图与单能级图像融合中病变部位组织伪彩图与周围食管正常组织对比鲜明(图
21-7G、H 箭头所示)。

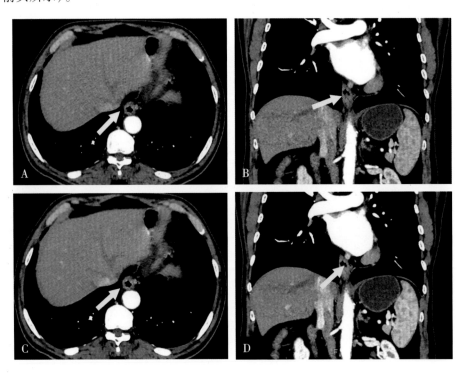

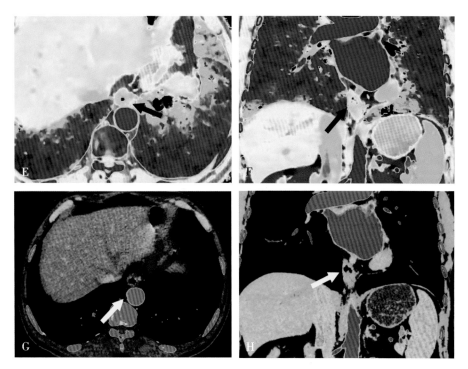

A. 横断位动脉期图像;B. 冠状位动脉期图像;C. 横断位动脉期 60 keV 单能级图像;D. 冠状位
动脉期 60 keV 单能级图像;E. 横断位有效原子序数图;F. 冠状位有效原子序数图;G. 横断位有效
原子序数图与单能级图像融合图像;H. 冠状位有效原子序数图与单能级图像融合图像

图 21-7　食管癌光谱 CT 表现(病例 7)

病例 8　患者,男,73 岁,食管中段占位,贲门占位。增强 CT 图像示食管中段管壁增厚,管腔狭
窄,周围可见肿大淋巴结影(图 21-8A、B 箭头所示);48 keV 单能级图,并进行 ROI 分析,获得光谱
曲线图(图 21-8C、D 箭头所示,图 21-8E);传统 CT 图像与单能级图像融合图中病变部位组织伪彩
图与周围食管正常组织对比鲜明(图 21-8F、G 箭头所示);碘密度图见图 21-8H、I 箭头所示;矢状
位传统 CT 图像与单能级图像融合见图 21-8J 箭头所示;有效原子序数图中由于与周围正常组织的
对比增加使病变部位表现突出,提高了病灶的检出率(图 21-8K 箭头所示)。

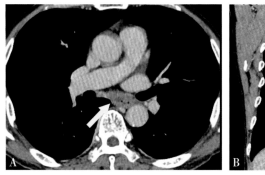
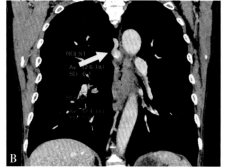

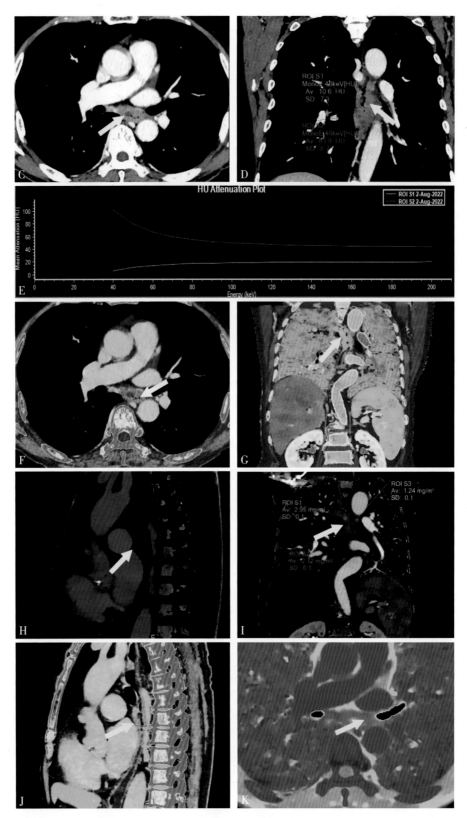

A. 横断位静脉期图像；B. 冠状位静脉期图像；C. 横断位 48 keV 单能级图像；D. 冠状位 48 keV
单能级图像；E. 光谱曲线图；F. 横断位静脉期与单能级图像融合图像；G. 冠状位静脉期与单能级
融合图像；H. 矢状位碘密度图；I. 冠状位碘密度图；J. 矢状位静脉期与单能级图像融合图像；K. 有
效原子序数图

图 21-8　食管癌光谱 CT 表现（病例 8）

病例9 患者,男,71岁,食管中段癌。增强CT图像示食管管壁稍增厚,增强扫描呈不均匀强化,周围可见肿大淋巴结影(图21-9A、B箭头所示);60 keV单能级图并进行ROI分析,获得光谱曲线图(图21-9C,图21-9D、E箭头所示);传统CT图像与单能级图像融合图中病变部位组织伪彩图与周围食管正常组织对比鲜明(图21-9F、G箭头所示);碘密度图对正常组织与病变组织进行碘密度定量测量(图21-9H箭头所示);有效原子序数图由于与周围正常组织的对比增加使病变部位表现突出,提高了病灶的检出率(图21-9I箭头所示)。

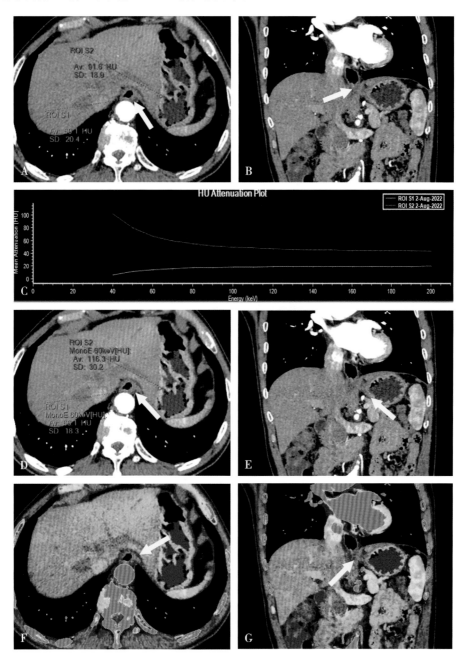

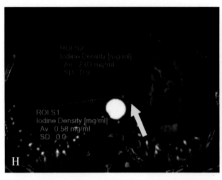
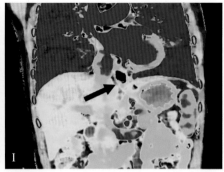

A. 横断位动脉期图像;B. 冠状位动脉期图像;C. 光谱曲线图像;D. 横断位 60 keV 单能级图像;E. 冠状位 60 keV 单能级图像;F. 横断位动脉期与单能级图像融合图像;G. 冠状位动脉期与单能级图像融合图像;H. 横断位碘密度图;I. 冠状位有效原子序数图

图 21-9 食管癌光谱 CT 表现(病例 9)

病例 10　患者,男,71 岁,食管中段占位。增强 CT 图像示食管中段管壁增厚,呈轻度强化(图 21-10A、B 箭头所示);40 keV 单能级图像中病灶较邻近实质强化程度高(图 21-10C、D 箭头所示);可见食管壁明显增厚,与周围组织对比明显(图 21-10E ~ G,图 21-10H 箭头所示,图 21-10I);光谱散点图中蓝色代表病灶,粉色代表正常实质(图 21-10J、K)。

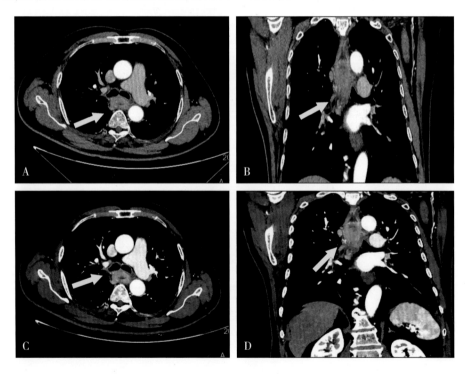

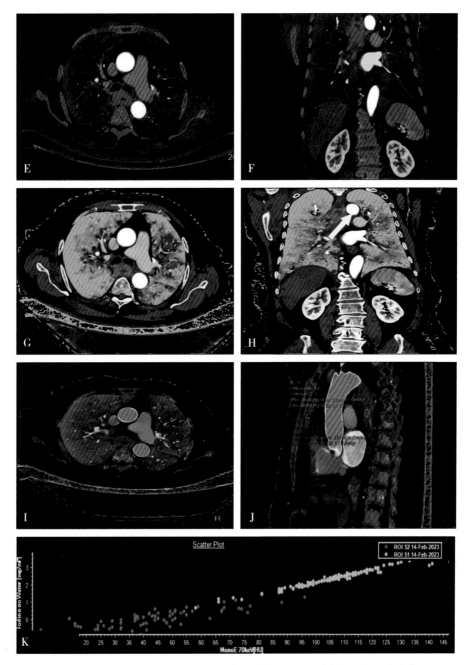

A.横断位动脉期图像;B.冠状位动脉期图像;C.横断位40 keV 单能级图像;D.冠状位40 keV
单能级图像;E.横断位动脉期与碘密度图融合图像;F.冠状位动脉期与碘密度图融合图像;G.横
断位动脉期与有效原子序数图融合图像;H.冠状位动脉期与有效原子序数图融合图像;I.横断位
碘密度图与有效原子序数图融合图像;J.矢状位碘密度图与有效原子序数图融合 ROI 图像;K.光
谱散点图

图21-10 食管鳞癌 CT 表现

病例11 患者,男,71 岁,食管中下段占位。增强 CT 图像示食管中段管壁增厚,呈轻-中度强
化(图 21-11A、B 箭头所示);40 keV 单能级图像示病灶较邻近实质强化程度高(图 21-11C、D 箭头
所示);碘密度图与增强 CT 融合见图 21-11E 箭头所示,图 21-11F;碘密度图与 40 keV 单能级图像

融合见图 21-11G、H 箭头所示;碘密度与有效原子序数图融合见图 21-11I、J;有效原子序数图与增强 CT 融合图像中病灶转移至右侧肩胛骨、左侧髂血管淋巴结(图 21-11K、L);光谱曲线图中蓝色代表食管原发病灶,黄色代表左侧髂血管淋巴结转移灶,粉色代表右侧肩胛骨转移灶(图 21-11M ~ P)。

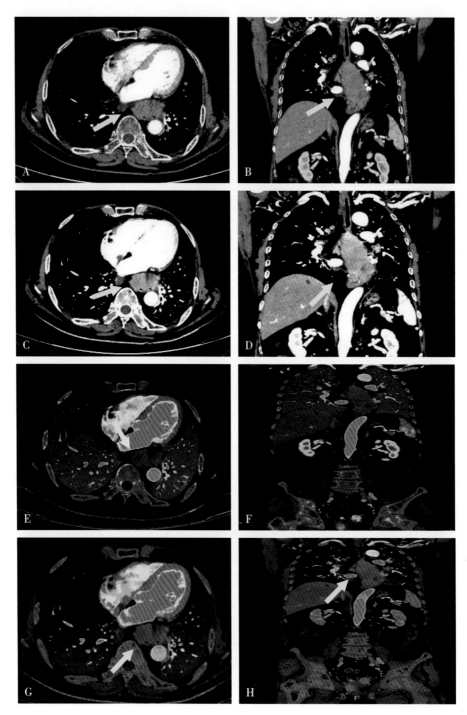

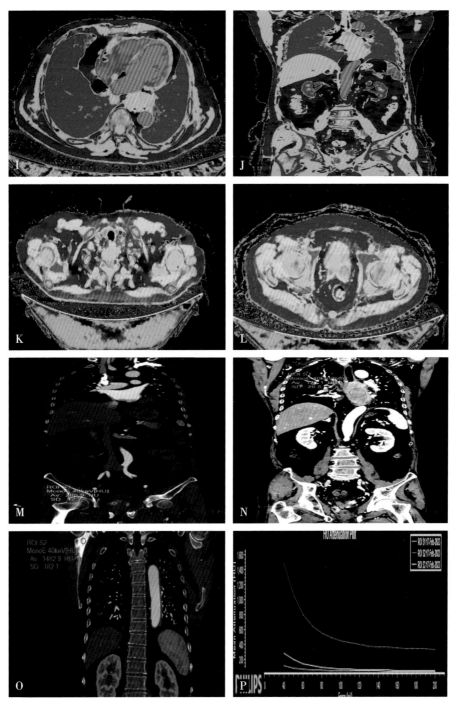

A. 横断位动脉期图像；B. 冠状位动脉期图像；C. 横断位 40 keV 单能级图像；D. 冠状位 40 keV 单能级图像；E. 横断位动脉期与碘密度图融合图像；F. 冠状位动脉期与碘密度图融合图像；G. 横断位单能级图像与碘密度图融合图像；H. 冠状位单能级图像与碘密度图融合图像；I. 横断位碘密度图与有效原子序数图融合图像；J. 冠状位碘密度图与有效原子序数图融合图像；K. 动脉期与有效原子序数图融合图像；L. 动脉期与有效原子序数图融合图像；M ~ O. 光谱曲线 ROI 图像；P. 光谱曲线图像

图 21-11　食管癌光谱 CT 表现（病例 11）

病例 12　患者,男,76 岁,食管下段占位。增强 CT 图像示食管中段管壁增厚,呈轻-中度强化(图 21-12A、B 箭头所示);40 keV 单能级图像示病灶较邻近实质强化程度高(图 21-12C、D 箭头所示);可见食管壁明显增厚,与周围组织对比明显(图 21-12C,图 21-12D 箭头所示,图 21-12E,图 21-12F 箭头所示,图 21-12G ~ L);光谱曲线图中蓝色代表正常实质,粉色代表病灶(图 21-12M、N)。

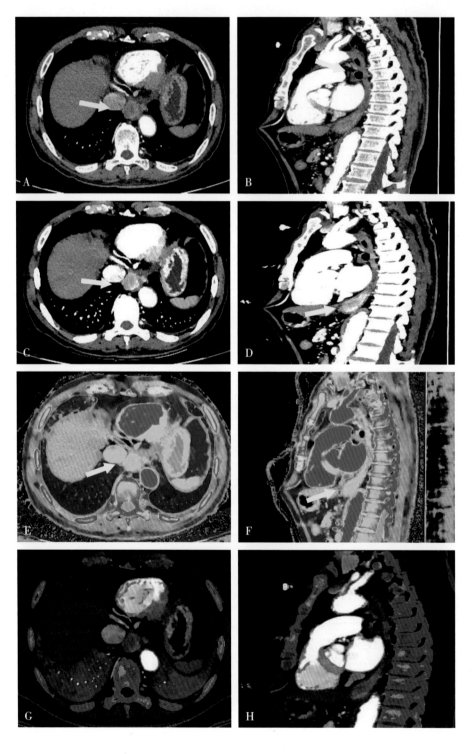

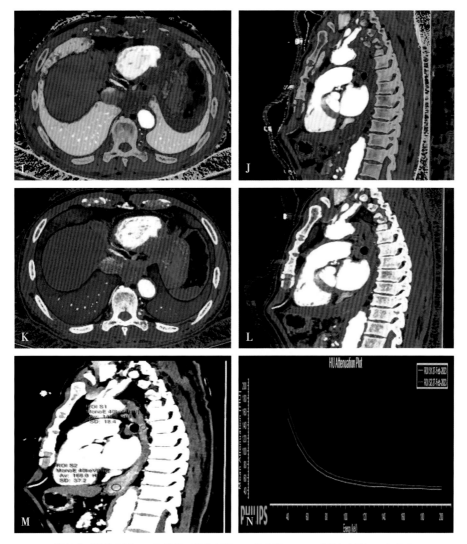

A.横断位动脉期图像;B.矢状位动脉期图像;C.横断位40 keV单能级图像;D.矢状位40 keV
单能级图像;E.横断位有效原子序数图与单能级图像融合图像;F.矢状位有效原子序数图与单能
级图像融合图像;G.横断位动脉期与碘密度图融合图像;H.矢状位动脉期与碘密度图融合图像;
I.横断位碘密度图与有效原子序数图融合图像;J.矢状位碘密度图与有效原子序数图融合图像;
K.横断位动脉期与有效原子序数图融合图像;L.矢状位动脉期与有效原子序数图融合图像;
M.单能级ROI图像;N.光谱曲线图像

图21-12 食管癌光谱CT表现(病例12)

病例13 患者,男,39岁,食管下段占位。增强CT图像示食管下段管壁增厚,呈轻-中度强化
(图21-13A、B箭头所示);40 keV单能级图像示病灶较邻近实质强化程度高(图21-13C、D箭头所
示);碘密度图与40 keV单能级图像融合见图21-13E、F箭头所示;有效原子序数图与增强CT融合
见图21-13G、H;碘密度图与有效原子序数图融合见图21-13I、J;病灶与正常食管ROI勾画见图
21-13K;光谱曲线图像中蓝色代表正常实质,粉色代表病灶(图21-13L);光谱直方图中蓝色代表正
常实质,粉色代表病灶(图21-13M);光谱散点图中蓝色代表正常实质,粉色代表病灶(图21-13N)。

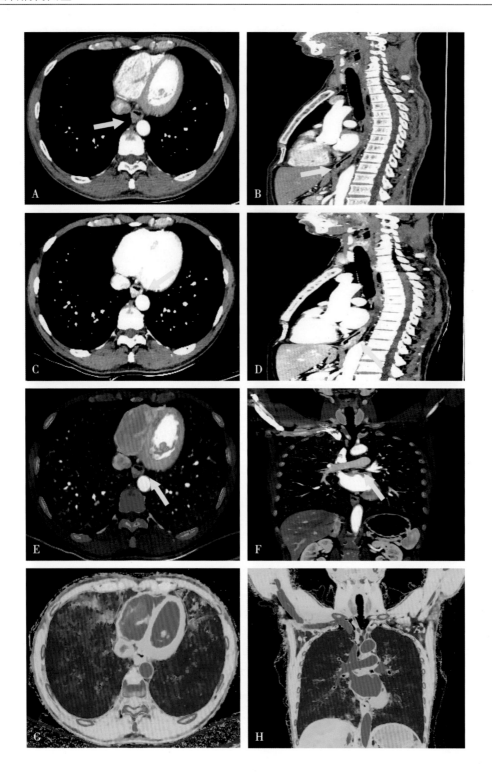

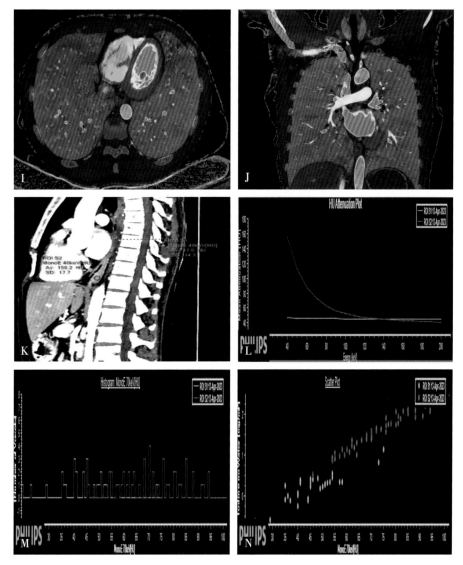

A.横断位动脉期图像;B.矢状位动脉期图像;C.横断位40 keV单能级图像;D.矢状位40 keV
单能级图像;E.横断位单能级图像与碘密度图融合图像;F.冠状位单能级图像与碘密度图融合图
像;G.横断位动脉期与有效原子序数图融合图像;H.冠状位动脉期与有效原子序数图融合图像;
I.横断位碘密度图与有效原子序数图融合图像;J.冠状位碘密度图与有效原子序数图融合图像;
K.单能级 ROI 图像;L.光谱曲线图像;M.光谱直方图;N.光谱散点图

图21-13 食管癌光谱CT表现(病例13)

病例14 患者,男,59岁,食管中段占位。免疫联合化疗治疗前见图21-14A～O。增强CT图
像示食管中段管壁明显增厚,呈中度强化(图21-14A、B箭头所示);40 keV单能级图像示病灶较邻
近实质强化程度高(图21-14C、D箭头所示);无水碘密度图与增强CT融合见图21-14E、F箭头所
示;有效原子序数图见图21-14G、H箭头所示;40 keV单能级图像与有效原子序数图融合见
图21-14I～J;有效原子序数图与增强CT融合见图21-14K、L;有效原子序数图与无水碘密度融合
见图21-14M;单能级 ROI 图像见图21-14N;光谱散点图像中蓝色代表病灶,粉色代表正常实
质(图21-14O)。

免疫联合化疗治疗后见图 21-14P ～ X。静脉期 CT 图像示食管中段病灶较前明显缩小，呈轻度强化（图 21-14P）；40 keV 单能级图像，病灶较邻近实质强化程度高（图 21-14Q）；碘密度图与增强 CT 融合见图 21-14R、S；有效原子序数图与增强 CT 融合图见图 21-14T、U；碘密度图与有效原子序数图融合见图 21-14V；单能级融合图像见图 21-14W；光谱曲线图中蓝色代表病灶，粉色代表正常实质（图 21-14X）。

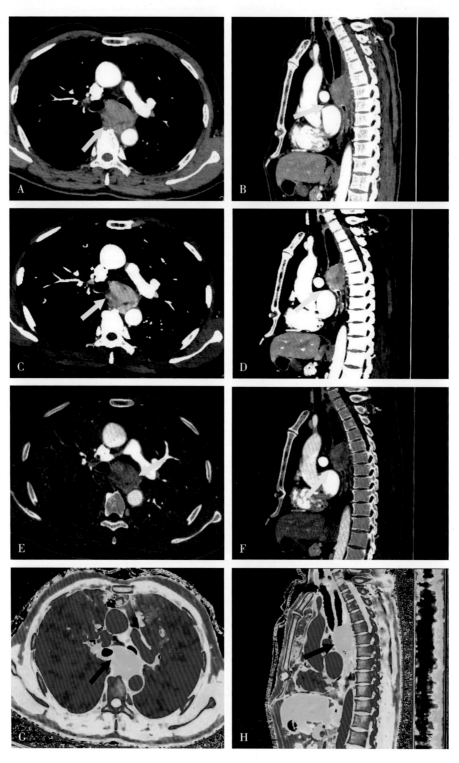

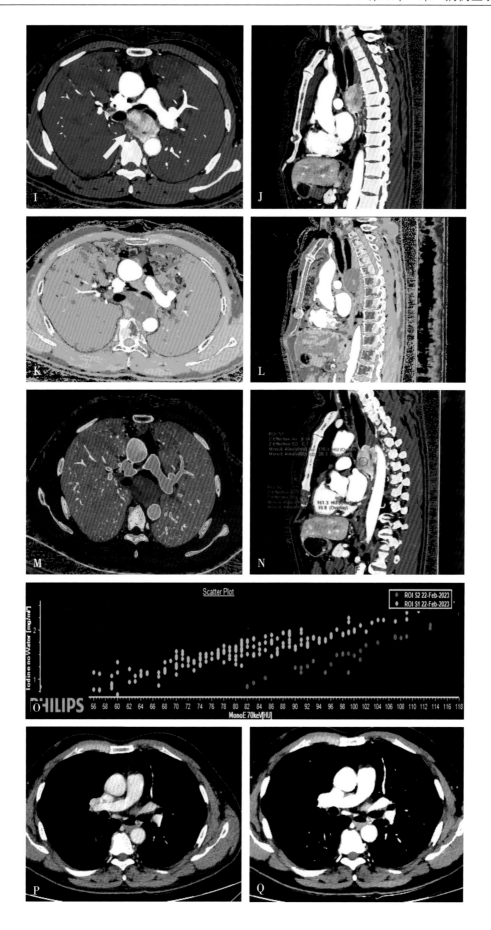

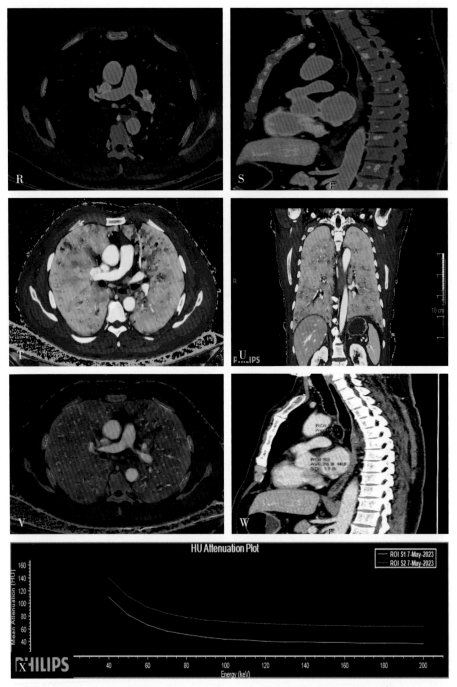

　　A. 横断位动脉期图像;B. 矢状位动脉期图像;C. 横断位 40 keV 单能级图像;D. 矢状位 40 keV 单能级图像;E. 横断位动脉期与碘密度图融合图像;F. 矢状位动脉期与碘密度图融合图像;G. 横断位有效原子序数图;H. 矢状位有效原子序数图;I. 横断位单能级图像与有效原子序数图融合图像;J. 矢状位单能级图像与有效原子序数图融合图像;K. 横断位动脉期与有效原子序数图融合图像;L. 矢状位动脉期与有效原子序数图融合图像;M. 横断位碘密度图与有效原子序数图融合图像;N. 单能级 ROI 图像;O. 光谱散点图;P. 横断位静脉期图像;Q. 横断位 40 keV 单能级图像;R. 横断位动脉期与碘密度图融合图像;S. 矢状位动脉期与碘密度图融合图像;T. 横断位动脉期与有效原子序数图融合图像;U. 冠状位动脉期与有效原子序数图融合图像;V. 横断位碘密度图与有效原子序数图融合图像;W. 单能级 ROI 图像;X. 光谱曲线图像

图 21-14　食管癌光谱 CT 表现(病例 14)

病例15　患者,男,59岁,食管中下段占位。免疫联合化疗治疗前见图21-15A~J。增强CT图像中食管中下段管壁增厚,呈轻-中度强化(图21-15A、B箭头所示);40 keV单能级图像中病灶较邻近实质强化程度高(图21-15C、D箭头所示);无水碘密度图与40 keV单能级图融合见图21-15E箭头所示,图21-15F;有效原子序数图与增强CT融合见图21-15G、H;单级级图像见图21-15I;光谱曲线图像中蓝色代表正常实质,粉色代表病灶(图21-15J)。

免疫联合化疗治疗后见图21-15K~T;增强CT图像中食管中下段病灶较前缩小,呈轻-中度强化(图21-15K、L);40 keV单能级图像中病灶较邻近实质强化程度高(图21-15M、N);有效原子序数图与增强CT融合见图21-15O、P;有效原子序数图与40 keV单能级融合见图21-15Q、R;单能级图像见图21-15S;光谱曲线图像中粉色代表病灶,蓝色代表正常实质(图21-15T)。

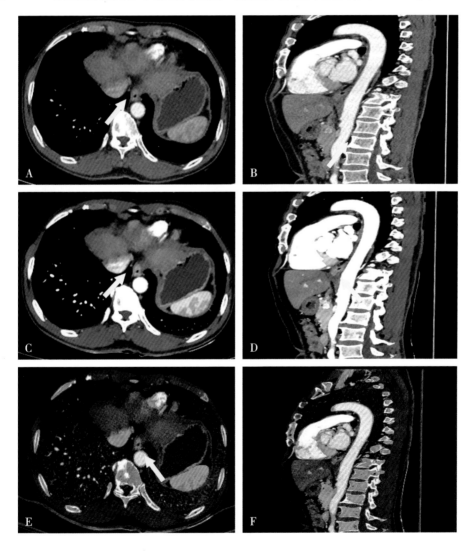

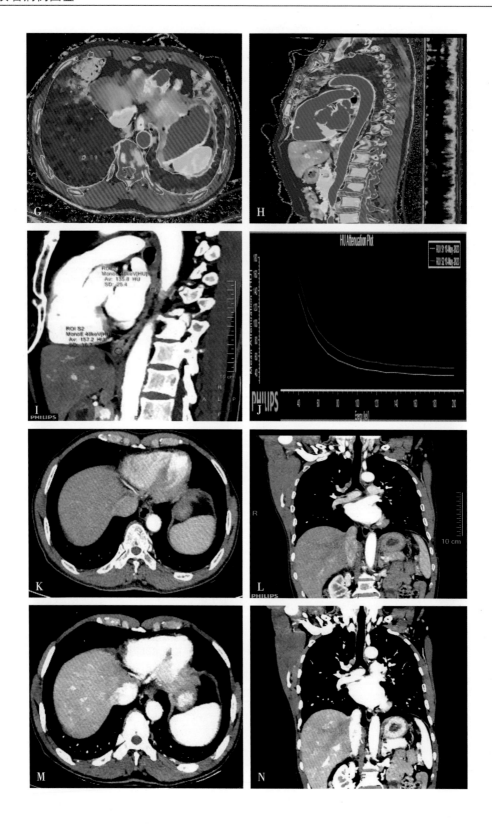

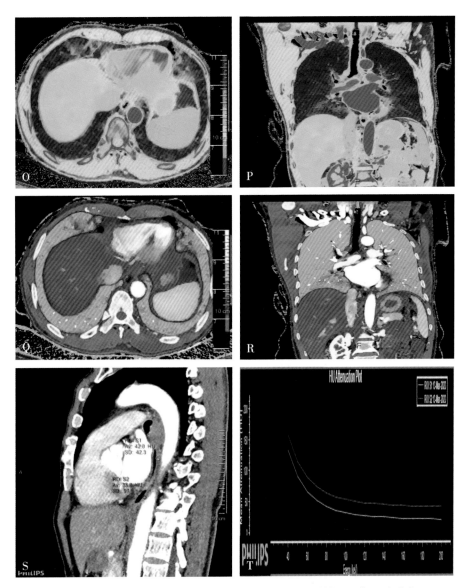

A.横断位动脉期图像;B.矢状位动脉期图像;C.横断位40 keV单能级图像;D.矢状位40 keV
单能级图像;E.横断位动脉期与碘密度图融合图像;F.矢状位动脉期与碘密度图融合图像;G.横
断位有效原子序数图融合图像;H.矢状位有效原子序数图;I.单能级ROI图像;J.光谱曲线图像;
K.横断位动脉期图像;L.冠状位动脉期图像;M.横断位40 keV单能级图像;N.冠状位40 keV单
能级图像;O.横断位动脉期与有效原子序数图融合图像;P.冠状位动脉期与有效原子序数图融合
图像;Q.横断位单能级图像与有效原子序数融合图像;R.冠状位单能级图像与有效原子序数图融
合图像;S.单能级ROI图像;T.光谱曲线图像

图21-15 食管癌光谱CT表现(病例15)

病例16 患者,女,54岁,食管中段占位。免疫联合化疗治疗前见图21-16A～I。增强CT图像
中食管中段管壁明显增厚,呈中度强化(图21-16A、B箭头所示);40 keV单能级图像中病灶较邻近
实质强化程度高(图21-16C、D箭头所示);有效原子序数图与增强CT融合见图21-16E、F箭头所
示;碘密度图与增强CT融合见图21-16G箭头所示,图21-16H;光谱曲线图中粉色代表病灶,蓝色
代表正常实质(图21-16I)。

免疫联合化疗治疗后见图21-16J～T。增强CT图像中食管中段病灶较前明显缩小（图21-16J、K）；40 keV单能级图像中病灶较邻近实质强化程度高（图21-16L、M）；有效原子序数图与增强CT融合见图21-16N、O；有效原子序数图与碘密度图融合见图21-16P、Q；碘密度图与增强CT融合见图21-16R、S；光谱曲线图中蓝色代表病灶，粉色代表正常实质（图21-16T）。

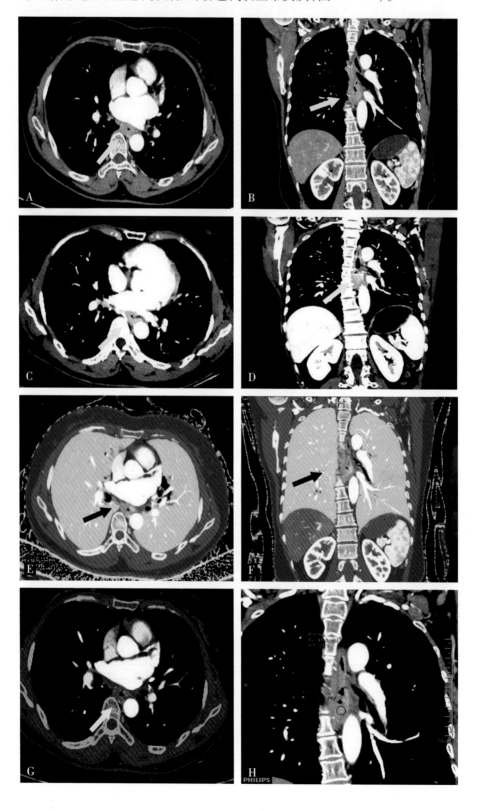

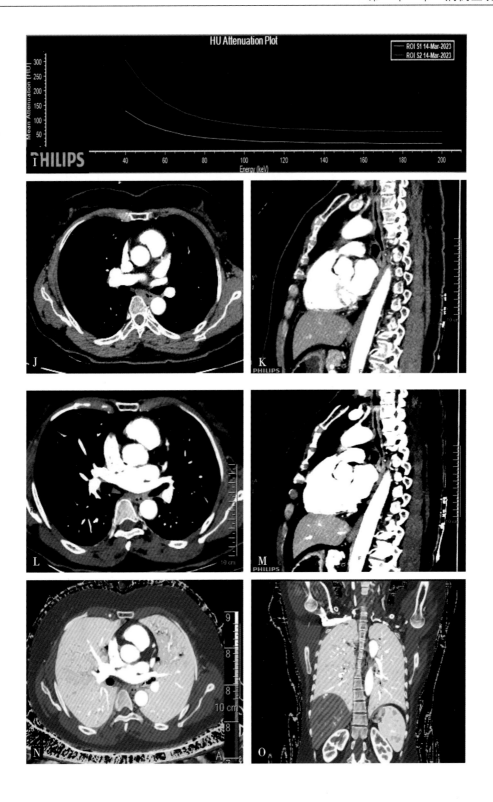

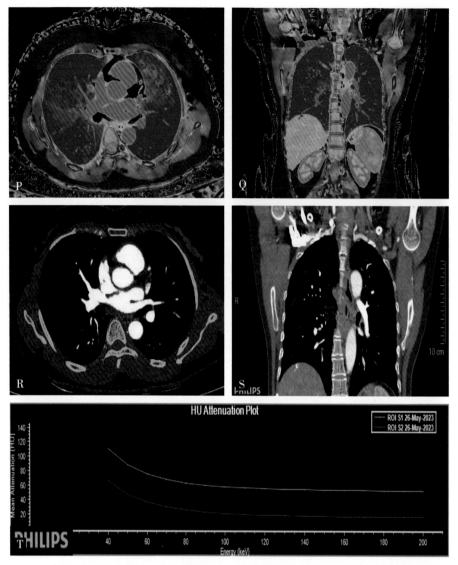

A. 横断位动脉期图像；B. 冠状位动脉期图像；C. 横断位单能级图像；D. 冠状位单能级图像；
E. 横断位动脉期与有效原子序数图融合图像；F. 冠状位动脉期与有效原子序数图融合图像；G. 横
断位动脉期与碘密度图融合图像；H. 冠状位动脉期与碘密度图融合图像；I. 光谱曲线图像；J. 横
断位动脉期图像；K. 矢状位动脉期图像；L. 横断位 40 keV 单能级图像；M. 矢状位 40 keV 单能级
图像；N. 横断位动脉期与有效原子序数图融合图像；O. 冠状位动脉期与有效原子序数图融合图
像；P. 横断位碘密度图与有效原子序数图融合图像；Q. 冠状位碘密度图与有效原子序数图融合图
像；R. 横断位动脉期与碘密度图融合图像；S. 单能级 ROI 图像；T. 光谱曲线图像

图 21-16　食管癌光谱 CT 表现(病例 16)

　　病例 17　患者,男,62 岁,进食哽噎感 2 月余,确诊食管癌 8 d。增强 CT 图像示食管中段管壁增
厚,增强扫描轻-中度强化,伴周围淋巴结肿大(图 21-17A、B 箭头所示);冠状位、矢状位图像示增
厚的食管壁及周围增大的淋巴结(图 21-17C、D 箭头所示);分别在动脉期勾画增厚的食管壁 ROI1、
周围增大的淋巴结 ROI2 与正常的食管 ROI3(图 21-17E、F);有效原子序数图显示病变部位与增大
的淋巴结有效原子序数图相近(图 21-17G);有效原子序数图食管中段管壁不同于周围正常管壁

（图 21-17H）；光谱曲线图中蓝色线为病灶曲线，粉色线为增大淋巴结，绿色线为正常实质曲线（图 21-17I）。

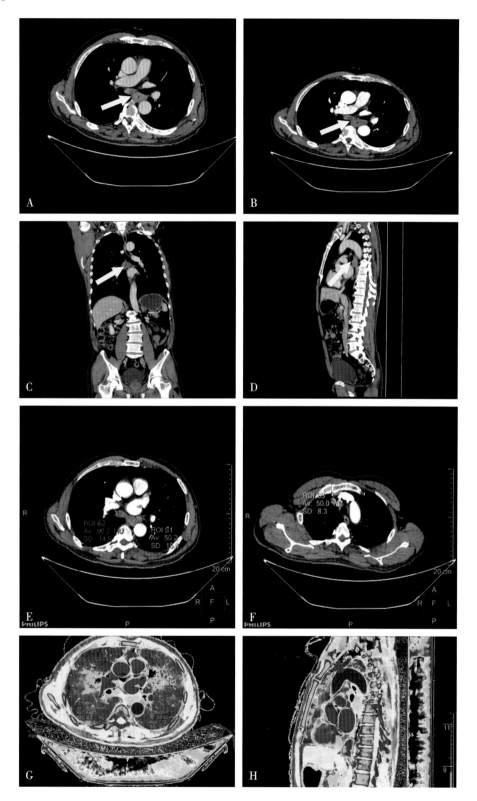

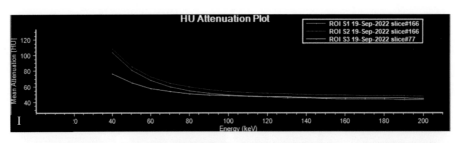

A. 横断位动脉期图像；B. 横断位静脉期图像；C. 冠状位静脉期图像；D. 矢状位静脉期图像；
E、F. 动脉期 ROI 图像；G. 横断位有效原子序数图；H. 矢状位有效原子序数图；I. 光谱曲线图像

图 21-17　食管鳞癌 CT 表现(病例 17)

　　病例 18　患者,进食困难 2 月余。平扫、增强 CT 图像示食管中上段管壁明显不规则增厚,食管壁赘生物突入食管管腔(图 21-18A ~ D 箭头所示);冠状位、矢状位图像示食管管壁不均匀增厚,增强可见明显不均匀强化(图 21-18E 箭头所示,图 21-18F);有效原子序数伪彩图可清晰显示病变与正常管壁(图 21-18G、H 箭头所示);正常管壁与病变管壁光谱曲线的 ROI1、ROI2 见图 21-18I、J;光谱曲线图中粉色线为病灶曲线,蓝色线为正常管壁曲线(图 21-18K)。

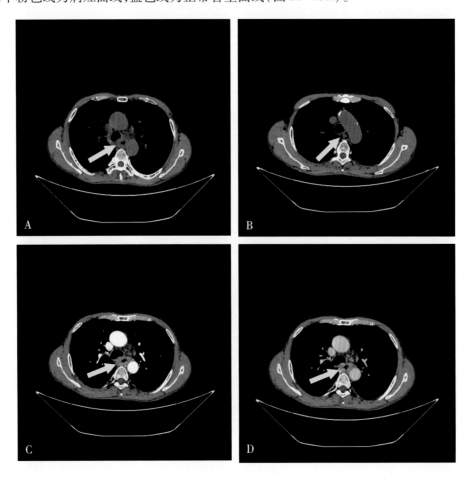

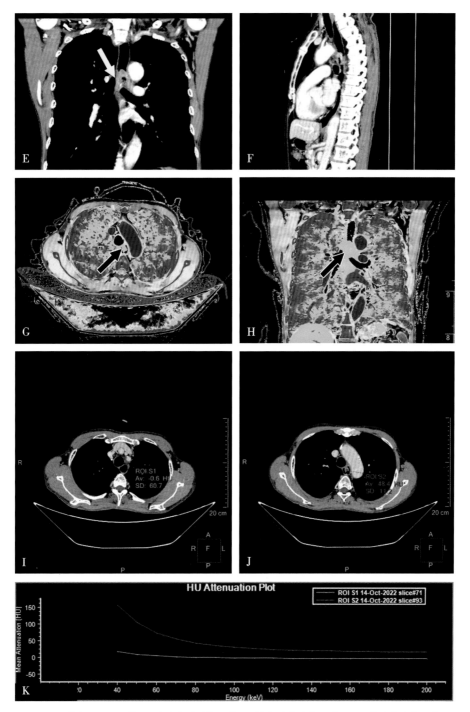

A、B. 横断位平扫图像；C. 横断位动脉期图像；D. 横断位静脉期图像；E. 冠状位静脉期图像；
F. 矢状位静脉期图像；G. 横断位有效原子序数图；H. 冠状位有效原子序数图；I. 单能级 ROI1 图
像；J. 单能级 ROI2 图像；K. 光谱曲线图像

图 21-18　溃疡型食管鳞癌 CT 表现

病例 19　患者,男,71 岁,吞咽困难 1 月余,钡剂造影示食管占位。横断位传统平扫与增强 CT 见图 21-19A ~ C 箭头所示;50 keV 单能级图像与周围正常组织的对比增加,提高了病灶的检出率(图 21-19D 箭头所示);冠状位、矢状位 CT 见图 21-19E、F 箭头所示;能谱曲线 ROI 图见图 21-19G;能谱曲线图像、直方图与散点图见图 21-19H。

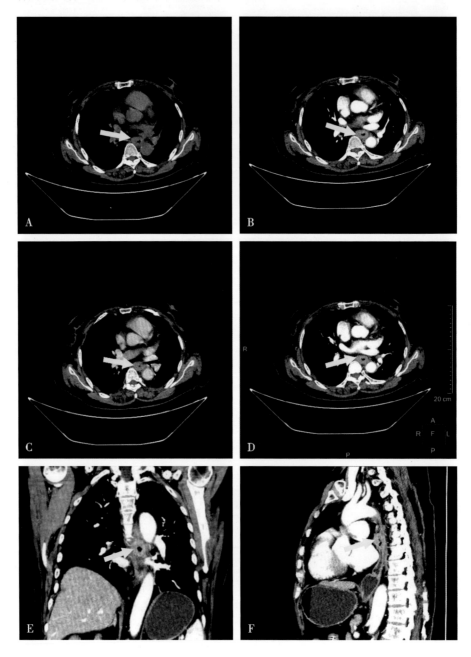

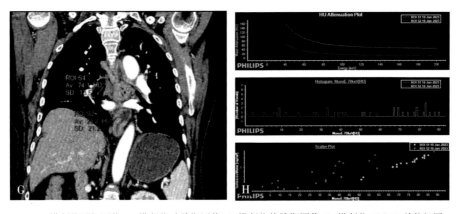

A.横断位平扫图像;B.横断位动脉期图像;C.横断位静脉期图像;D.横断位 50 keV 单能级图像;E.冠状位动脉期图像;F.矢状位动脉期图像;G.单能级 ROI 图像;H.光谱分析图像

图 21-19　内生型食管鳞癌 CT 表现

　　病例20　患者,女,67 岁,进食哽噎感伴有恶心、呕吐感 8 月余,加重 2 月余。平扫图像可见食管中段管壁增厚,增强图像示分层强化(图 21-20A、B 箭头所示);增强动脉期图像中肝顶部可见类圆形低密度影,周缘似可见轻度强化(图 21-20C 箭头所示);40 keV 虚拟单能级图像可清晰显示肝顶部病灶周缘强化,可见"牛眼征"(图 21-20D 箭头所示);动脉期冠状位图像可显示食管下段管壁增厚,呈明显不均匀强化,肝内可见病灶(图 21-20E 箭头所示);有效原子序数图可直观显示病灶位置,测量正常与病灶处 ROI 可见有效原子序数值不同(图 21-20F);病理结果为低分化腺癌(图 21-20G、H)。

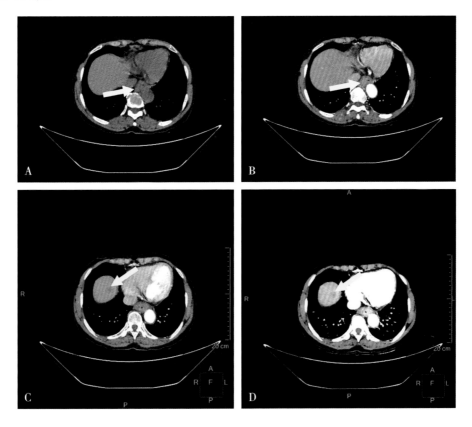

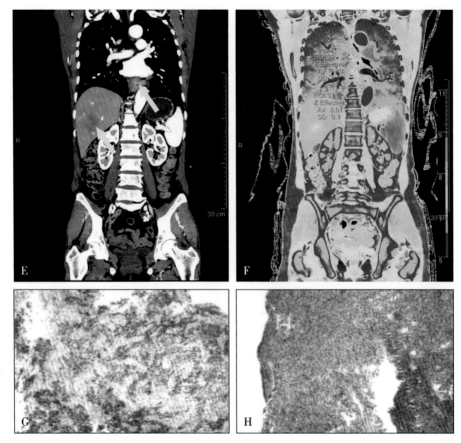

A.横断位平扫期图像;B.横断位动脉期图像;C.横断位静脉期图像;D.横断位 40 keV 单能级
图像;E.冠状位动脉期图像;F.冠状位有效原子序数图;G、H.病理图像

图 21-20 食管低分化腺癌 CT 及病理表现

病例 21 患者,女,65 岁,吞咽困难伴食欲减退、恶心、呕吐 4 d。食管上段、中段管壁占位。增强
CT 图像示食管上段、中段管壁不均匀增厚,增强可见中度强化(图 21-21A、B 箭头所示);冠状位图像
见图 21-21C、D 箭头所示;PET-CT 图像显示肿块放射性分布浓聚(图 21-21E、F 箭头所示);PET-CT
冠状位、矢状位图像见图 21-21G、H 箭头所示;矢状位增强图像显示增厚的食管壁压迫邻近气管(图
21-21I 箭头所示);病理示小细胞 NEC(图 21-21J)。

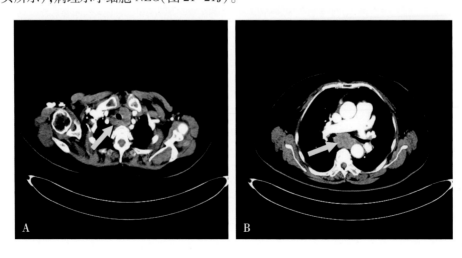

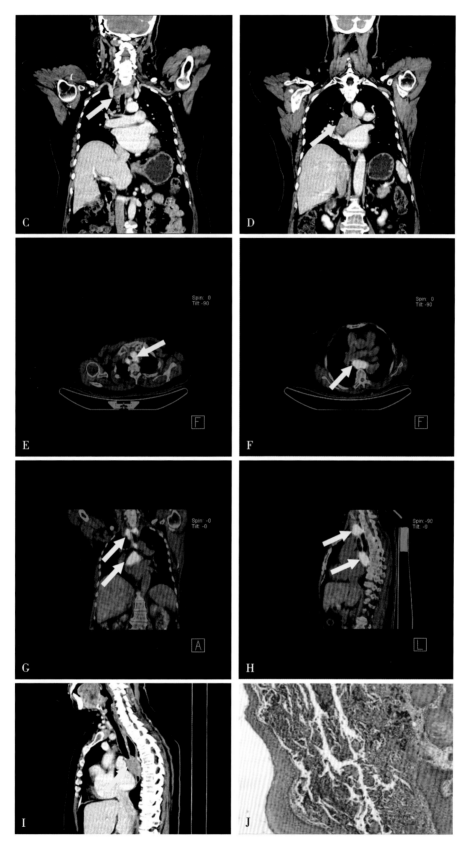

A、B. 横断位动脉期图像；C、D. 冠状位动脉期图像；E、F. PET-CT 横断位图像；G. PET-CT 冠状位图像；H. PET-CT 矢状位图像；I. 矢状位静脉期图像；J. 病理图像

图 21-21　小细胞 NEC 的 CT 及病理表现

病例 22 患者,男,64 岁,进食哽噎感 3 个月,加重 1 月余。传统 CT 图像示见食管中段管壁增厚,管腔变窄(图 21-22A ~ C 箭头所示);食管钡剂造影图像中食管中段充盈缺损(图 21-22D、E 箭头所示);病理示食管黏液表皮样癌(图 21-22F)。

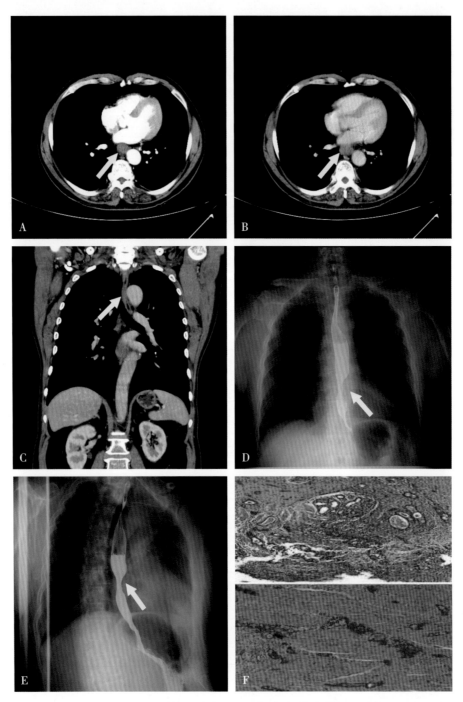

A. 横断位动脉期 CT 图像;B.横断位静脉期 CT 图像;C.冠状位静脉期 CT 图像;D. 正位 X 线造影图像;E. 右侧斜位 X 线造影图像;F.病理图像

图 21-22 食管黏液表皮样癌 CT、X 线造影及病理表现

病例 23 患者,男,69 岁,食管中上段占位并周围增大淋巴结(高分化鳞状细胞癌)。其中图 21-23A ~ D 为治疗前,图 21-23E ~ H 为治疗后。食管鳞癌,病理分期 $pT_3 N_1 M_X$,组织学分级 II 级;食管中上段占位,周围可见增大淋巴结(图 21-23A ~ D 箭头所示)。免疫联合化疗治疗后可见病灶明显变小(图 21-23E ~ H 箭头所示)。

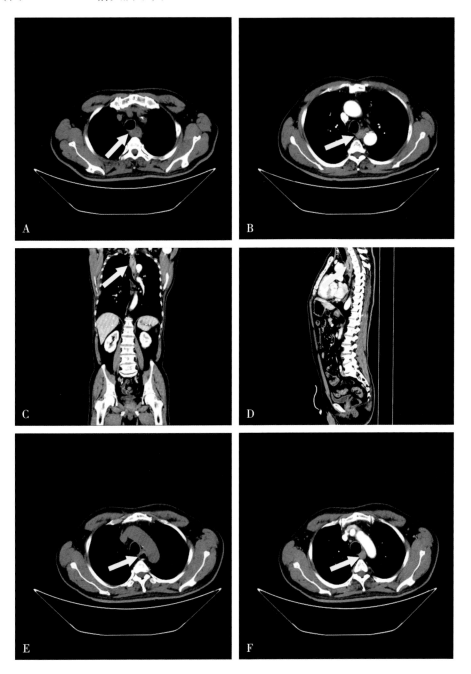

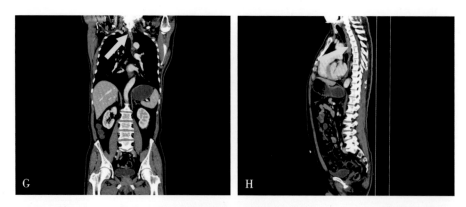

A.横断位平扫图像(治疗前);B.横断位动脉期图像(治疗前);C.冠状位动脉期图像(治疗前);D.矢状位动脉期图像(治疗前);E.横断位平扫图像(治疗后);F.横断位动脉期图像(治疗后);G.冠状位静脉期图像(治疗后);H.矢状位静脉期图像(治疗后)

图21-23 食管高分化鳞状细胞癌CT表现

病例24 患者,男,60岁,吞咽困难3个月。免疫联合化疗治疗前见图21-24A～D箭头所示;免疫联合化疗治疗后,病灶明显缩小(图21-24E～H箭头所示);食管内超声显示食管病变处黏膜层增厚,正常5层结构消失,可见低回声病变累及全层(图21-24I、J)。

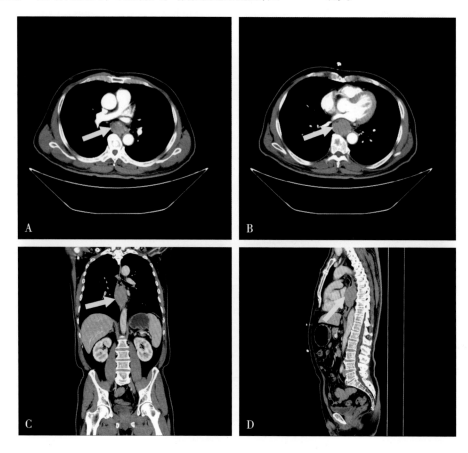

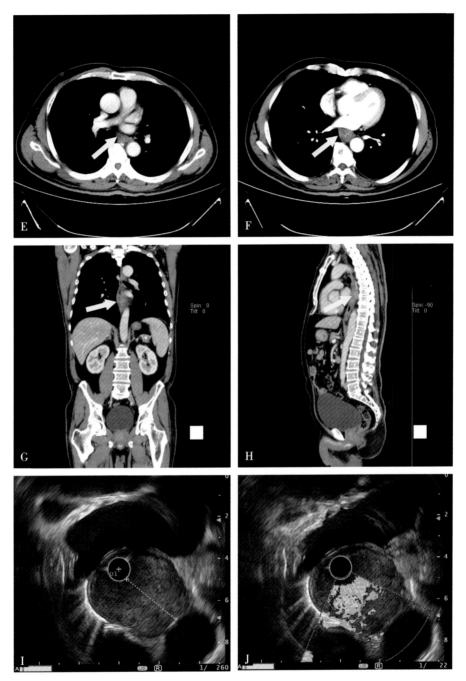

A、B.横断位动脉期图像(治疗前);C.冠状位静脉期图像(治疗前);D.矢状位静脉期图像
(治疗前);E、F.横断位动脉期图像(治疗后);G.冠状位静脉期图像(治疗后);H.矢状位静脉期
图像(治疗后);I、J.食管内超声图像

图21-24 食管鳞癌免疫联合化疗治疗前后光谱CT表现

病例25 患者,男,54岁,钡剂检查示食管中段8 cm狭窄段。该段管壁僵硬,黏膜破坏,可见不
规则充盈缺损,钡剂通过缓慢。免疫联合化疗治疗前增强CT图像中食管管壁不均匀增厚,增强扫
描呈不均匀强化,周围可见肿大淋巴结影(图21-25A～C箭头所示);免疫联合化疗治疗后,管壁增
厚明显好转(图21-25D～F箭头所示)。

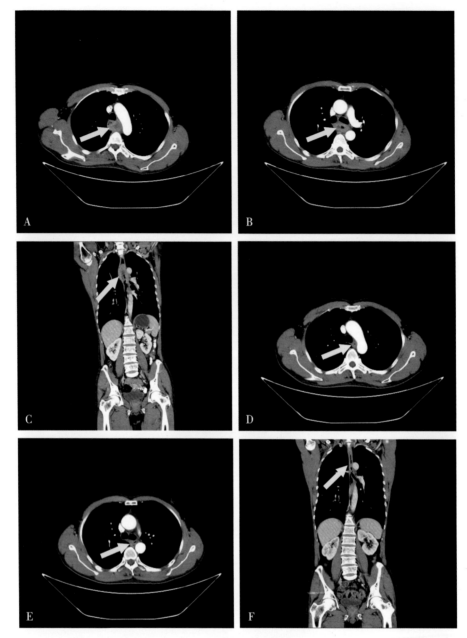

A、B. 横断位动脉期图像(治疗前);C. 冠状位静脉期图像(治疗前);D、E. 横断位动脉期图像
(治疗后);F. 冠状位静脉期图像(治疗后)

图 21-25　食管鳞癌 CT 表现(病例 25)

病例 26　患者,女,68 岁,吞咽困难 6 个月。免疫联合化疗治疗前,增强 CT 图示食管管壁增厚,增强扫描呈不均匀强化,邻近气管受压(图 21-26A ~ C 箭头所示);免疫联合化疗治疗后,食管管壁增厚明显好转(图 21-26D ~ F 箭头所示)。

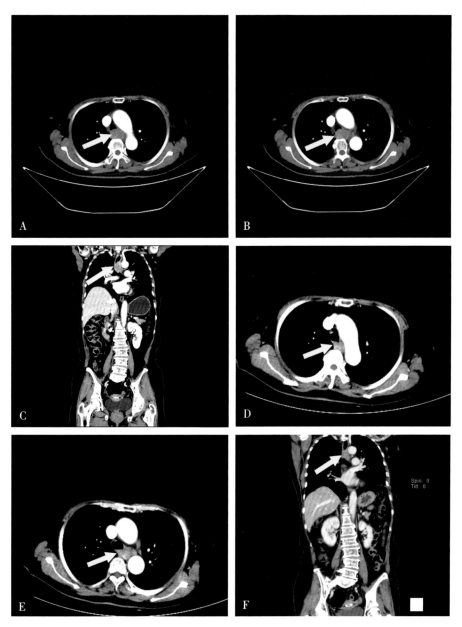

A、B.横断位动脉期图像(治疗前);C.冠状位静脉期图像(治疗前);D、E.横断位动脉期图像
(治疗后);F.冠状位静脉期图像(治疗后)

图 21-26 食管癌光谱 CT 表现(病例 26)

参考文献

[1]张家宙,黄桂雄,龙荣贵,等.宝石能谱 CT 的特点和临床应用[J].中国医学装备,2013,
10(9):4.

[2]蒋娜,陈志民,方天舒,等.宝石能谱 CT 临床应用进展[J].中国老年学杂志,2016,36(24):
6319-6320.

[3]陈俐君,魏清顺,杨晓萍.能谱CT的临床应用进展[J].医疗卫生装备,2017,38(11):113-117.

[4]雷立昌,陈建宇.能谱CT的临床应用与研究进展[J].中国医学影像技术,2013,29(1):146-149.

[5]石明国,高剑波.能谱CT在血管成像中的临床应用[J].中国医疗设备,2016,31(7):6-8.

[6]罗春材,李涛,杨立.双层探测器能谱CT的特点及临床应用[J].中国医疗设备,2021,36(7):170-173.

[7]赵云松,张慧滔,赵星,等.双能谱CT的迭代重建模型及重建方法[J].电子学报,2014,42(4):666-671.

[8]于晓坤,孙浩然.双能CT的临床应用和进展[J].实用放射学杂志,2013,29(4):664-667.

[9]王夷蕾,朱景雨,王韧坚,等.基于迭代算法的双源CT双能量单能谱成像技术在腹部血管的成像研究[J].中国医学物理学杂志,2016,33(4):376-380.

[10]田士峰,刘爱连.双能CT虚拟平扫进展及临床应用[J].国际医学放射学杂志,2014,37(1):54-57.

[11]张宗军,卢光明.双源CT原理与临床应用[J].医疗卫生装备,2007,28(10):57-58.